HIFU
那些事儿

组织编写／中国抗癌协会肿瘤超声治疗专业委员会

主　　审／樊代明

名誉主编／黄金华

主　　编／郭　蕾　张天奇　韩　雪

中国科学技术出版社

·北　京·

图书在版编目（CIP）数据

HIFU 那些事儿 / 郭蕾，张天奇，韩雪主编 . -- 北京 : 中国科学技术出版社 , 2025. 6. -- ISBN 978-7-5236-1411-2

Ⅰ . R730.59

中国国家版本馆 CIP 数据核字第 2025TA5695 号

策划编辑	宗俊琳　王　微
责任编辑	张凤娇
装帧设计	佳木水轩
责任印制	徐　飞

出　　版	中国科学技术出版社
发　　行	中国科学技术出版社有限公司
地　　址	北京市海淀区中关村南大街 16 号
邮　　编	100081
发行电话	010-62173865
传　　真	010-62179148
网　　址	http://www.cspbooks.com.cn

开　　本	889mm×1194mm　1/32
字　　数	133 千字
印　　张	7.25
版　　次	2025 年 6 月第 1 版
印　　次	2025 年 6 月第 1 次印刷
印　　刷	北京盛通印刷股份有限公司
书　　号	ISBN 978-7-5236-1411-2/R·3494
定　　价	68.00 元

编著者名单

组织编写　中国抗癌协会肿瘤超声治疗专业委员会

主　　审　樊代明

名誉主编　黄金华

主　　编　郭　蕾　张天奇　韩　雪

编　　者　（以姓氏汉语拼音为序）

　　　　　　高天旸　吉永烁　兰　俊　李海燕

　　　　　　梁　栋　林泽君　马　力　欧湘红

　　　　　　孙海燕　闫继慈　杨武威　张秋实

　　　　　　赵　洪　周　崑　周颖怡　周玉斌

　　　　　　祝保让

绘　　图　林泽彪

内容提要

本书由中国抗癌协会肿瘤超声治疗专业委员会组织专家和学者共同编写，旨在向广大读者科普有关高强度聚焦超声（HIFU）的知识。作者以生动的故事形式，讲述了临床工作中遇到的真实病例，同时辅以手绘漫画，由浅入深地介绍了关于HIFU的发展历史、作用原理，以及在不同疾病诊疗中的应用。书中还设置了"科普小博士"专栏，汇总了有关HIFU的知识点，以帮助读者系统了解相关内容。本书内容丰富，兼具科学性与趣味性，适合广大超声专业相关人员，以及想要进一步了解HIFU的患者和家属阅读参考。

序 一

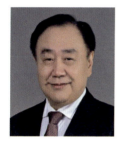

在过去 20 年，高强度聚焦超声（HIFU）作为一种新兴的肿瘤局部"微无创"治疗技术崭露头角。该技术巧妙运用超声波实时成像特性、穿透性和方向性，将声波能量精准聚焦，达到较好适形性。经过 20 多年的临床应用，HIFU 已成为一种成熟的非侵入性治疗技术，广泛用于肝癌、胰腺癌、骨肉瘤、乳腺癌及腹膜后肿瘤的治疗，并在子宫肌瘤、子宫腺肌症等良性肿瘤治疗上展现出独特优势。

HIFU 被誉为 21 世纪三维肿瘤绿色疗法，是"中国智造"的典型代表，反映出肿瘤治疗领域向"微无创"和"精准、适形"方向的发展趋势。中国的 HIFU 创新科技团队和临床应用团队通过不懈努力、持续探索，为推进肿瘤"微无创"治疗理念的实践和 HIFU 技术的发展做出了突出贡献。

目前，国内关于 HIFU 的科普著作较少，且多倾向于探讨技术层面。由郭蕾教授等编写的这部《HIFU 那些事儿》着重展示了 HIFU 在临床诊疗中的应用价值，是一部极具普及性的读物。作者收集了多个医疗中心的真实病例，通过手绘漫画的形式进行讲解，并设置"科普小博士"专栏对专业知识进行归纳。本书旨在满足广大读者的需求，无论是医学专业人士、对 HIFU 感兴趣的患者，还是热爱科普知识的读者，都能在书中找到自己感兴趣的内容，并获得新的认识和启发，对促进 HIFU 的发展和普及具有重要意义。

感谢出版社的编辑团队对本书进行的精心编排与润饰，让本书完美地呈现给公众，帮助读者更好地了解 HIFU，饱识 HIFU 的神秘与价值，也让更多国内同行走入大众视野。

是为序。

中国工程院院士

美国医学科学院外籍院士

法国医学科学院外籍院士

中国抗癌协会（CACA）理事长

亚洲肿瘤学会（AOS）会长

世界整合肿瘤协会（WAIO）会长

序　二

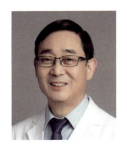

　　如果说传统手术是医学领域的"雕刻刀"，那么高强度聚焦超声（HIFU）便是21世纪的"隐形手术刀"。这项中国原创性医疗技术，通过超声波这把"温柔的手术刀"实现了"不开刀治肿瘤"的医学奇迹。想象一下，无数束看不见的超声波穿透皮肤，在肿瘤内部精准汇聚成高温"光点"，如同阳光透过放大镜点燃纸片般摧毁病灶——这正是HIFU技术的精妙所在。

　　在临床实践中，我们见证了太多令人振奋的场景：晚期肝癌患者治疗后肿瘤标志物下降60%的惊喜；子宫肌瘤女性保留生育功能的笑容；骨肿瘤患者摆脱镇痛药的轻松。这些真实病例背后，是HIFU技术三大"超能力"的体现：实时超声监控如同给医生装上"透视眼"，智能温控系统堪比精准的"热能导航"，而适形消融技术则像为肿瘤量身定制的"能量防护罩"。特别值得关注的是，这项技术已从三甲医院走向县域医疗中心，仅2023年全国就完成了数万例HIFU治疗。

　　《HIFU那些事儿》的独特之处在于，用通俗易懂的表达方式解读专业医学知识，一方面，以生动的故事和真实的病例为引，辅以形象的手绘漫画，展现复杂的医学原理；另一方面，独具匠心地通过"科普小博士"专栏的知识点提炼，以及对不同疾病诊疗场景的深入剖析，促进了 HIFU 知识的全方位、多角度普及。这种科学性与趣味性并重的表达方式，既适合超声专业从业人员参考，也能帮助患者及家属全面了解 HIFU 技术，从而在选择治疗方法时增添一份信心与从容。

作为肿瘤超声治疗领域的从业者，我见证了 HIFU 技术从萌芽到蓬勃发展的历程，也深知其推广离不开公众的认知与认可。期待本书成为连接医学与大众的桥梁，让更多人了解中国原创医疗科技的力量。当您合上本书时，或许会对超声波产生新的认知——这些我们熟悉的检查手段，正以革命性的方式守护着人类健康。

在此，谨向所有医疗同行致敬，让我们携手将这份"中国智造"的温暖，传递给更多需要帮助的生命。

是为序。

中国抗癌协会肿瘤超声治疗专业委员会主任委员
中山大学肿瘤防治中心教授
主任医师，博士研究生导师

前　言

在当前医学迅速发展的时代，医学知识的传播与普及显得尤为重要。我们正处于一个信息爆炸的时代，公众对健康和医疗的关注度也在不断提升。然而，在医疗领域，新型治疗技术的快速发展与患者对这些技术的了解之间存在着巨大的壁垒。这种信息的不对称为医患沟通带来了障碍，影响了患者的治疗选择和医疗服务的质量。在此背景下，我们很高兴能参与到《HIFU那些事儿》的编写工作中，希望通过它为医患搭建一座沟通桥梁，让更多人了解、接受HIFU，并选择HIFU作为治疗手段。我们相信，本书不仅能帮助患者获得更全面的医学知识，还能为医疗从业者提供参考，从而促进更好的医患关系。希望本书能够成为医学科普著作领域的典范，为医学科普事业的发展贡献力量。

在本书编写过程中，团队精心策划，分工明确。团队先从多个医疗中心收集了真实病例，然后分配成员对相应病例进行讲解、文字创作、插图创作、专业知识审核等。团队成员都是临床一线医生，加之创作时间紧迫，大家秉持极高的奉献精神，坚信时间就像海绵里的水，只要愿意挤，总还是有的。大家利用节假日和周末时间，多次进行线上会议，有时还会讨论至深夜，这一切都只为了精益求精。

与其他同类图书相比，本书具有以下几方面特色。在内容上，本书以真实病例为核心，采用生动的故事形式讲述，使抽象的医学知识变得具象化，增强大众读者的代入感和理解力；在展现形式上，本书融入大量原创手绘漫画，风格活泼，不仅增加了阅读的趣味性，还能帮助读者快速理解医学知识，让科普更具吸引力和记忆点；在编排上，每个章节都由"科普故事"和"科普小博士"两部分组成，既保持了整体结构的统一性，又兼具了表达方式的灵活性和知识的专业性。

本书的出版得到了许多专家和同行的指导和帮助，在此深表感谢。希望本书能够开阔读者视野，为医学知识的传播和交流做出贡献，同时也为人类健康事业尽一份绵薄之力。我们相信，HIFU 的价值将会在更广泛的社会群体中得到认可，并得到广泛应用，成为医学领域中的一支重要力量。

郭蕾　张天奇　韩雪

目　录

第 12 章 无创消融新突破：Histotripsy 技术引领肝癌治疗新潮流

第 1 章

HIFU 的诞生及成员

HIFU的前世今生

在 20 世纪 20 年代，两位富有远见的美国学者戴着厚重的圆框眼镜，在物理实验室中提出了一种革命性的治疗方法——高强度聚焦超声（high intensity focused ultrasound, HIFU）。实验室的桌上散落着各种手稿，他的助手一脸困惑地问："你真的相信通过超声波可以治愈病灶吗？"学者微微一笑，点了点头，用坚定的语气说道："是的，我相信。这不仅是一种治疗方法，更是医学未来的重要方向。"

然而，现实总是充满挑战性。在 20 世纪 40 年代，学者们在动物实验中用聚焦超声加热体内病灶形成焦斑，但由于当时影像监控技术的局限性和对超声生物学效应的理解不足，这项技术在接下来的几十年中进展缓慢。实验的一次次失败打击着他们的信心，但每次看到组织样本那真实的焦斑形成，他们心中的希望之火再次熊熊燃烧。

HIFU 技术的转折点出现在 20 世纪 80 年代的中国。当时，中国西南方的一位妇科医生在 HIFU 实验室里埋头苦干。他的手指在图纸上飞速移动，脑海中闪现出一个突破性的想法——监控超声探头与治疗超声探头的一体化技术。这项发明不仅实现了精准影像监控引导下的超声波能量投放，还使 HIFU 技术再次引起了广泛的关注。

1997 年，中国重庆制造出全球第一台超声引导的高强度聚焦超声肿瘤治疗设备。1999 年，这台设备通过国家食品药品监督管理总局认证。从此，中国的 HIFU 技术进入了快速发展期。

与此同时，国际上的 HIFU 技术也在加速。早在 1987 年，奥地利 Naren Sanghvi 等开发出了世界首台经直肠前列腺消融设备。2004 年，由以色列 Insightec 和美国 GE 公司联合研发的磁共振引导聚焦超声（magnetic resonance imaging-guided focus ultrasound，MRgFUS）设备通过了美国食品药品管理局（Food and Drug Administration，FDA）认证，主要用于治疗妇科子宫良性疾病。2015 年以来，已有多款经直肠聚焦超声治疗设备通过 FDA 和 CE 认证并上市。

中国在 HIFU 技术的发展上不仅限于设备研发。中国的 HIFU 研究团队还积极推动了国际国内相关标准或指南的制订工作。2005 年，全球首个《高强度聚焦超声肿瘤治疗系统临床应用指南（试行）》发布。此后，原卫生部批准在重庆医科大学和复旦大学附属华东医院建立国家级"聚焦超声肿瘤治疗培训基地"。2013 年，全球首个聚焦超声消融治疗设备工程技术国际标准（IEC 60601-2-62）颁布；2017 年，HIFU 消融技术被纳入《子宫肌瘤诊治中国专家共识》；2020 年，中国发布了《聚焦超声消融手术临床应用技术规范专家共识》。

截至 2020 年，中国的 HIFU 创新团队累计主持了 2 项行业标准制订；参与了 6 项国际标准、1 项国家标准、2 项行业标准的制订，以及 1 项国家标准的修订；参与了 8 项国家临床规范指南 / 共识的制订。

在当今所有高端医疗设备中，HIFU 是少有的由中国拥有独立知识产权并成功实现规模化生产的集成系统，堪称"中国智造"。HIFU 代表了肿瘤局部治疗中"微无创"和"精准、适形"的发展趋势，被誉为 21 世纪三维肿瘤绿色治疗。中国的 HIFU 创新科技团队和临床应用团队在过去 30 年中不断探索，不断发展壮大，为肿瘤微无创治疗理念的践行和 HIFU 技术的发展应用，做出了重要贡献。

在这段辉煌的历史中，每一位参与 HIFU 工作的科技研究者和临床医生都像是一位无畏的冒险家，他们的努力改变了无数患者的命运，也让中国的 HIFU 技术在全球医疗舞台上熠熠生辉。

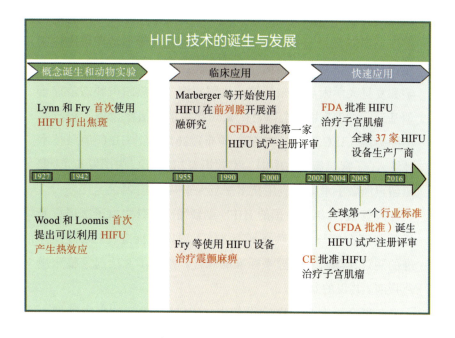

HIFU的"家庭"成员

姓名：HIFU 的概念

家族地位：大族长

出生地：美国

年龄：98 岁

父亲：Wood、Loomis

擅长技能：聚焦超声波、凝固性坏死

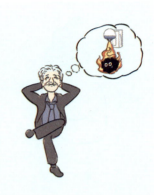

姓名：HIFU 动物实验

家族地位：二族长

出生地：美国

年龄：83 岁

父亲：Lynn、Fry

擅长技能：动物实验打出焦斑，快速简便，对周围组织损伤小

性格缺陷：缺乏精准影像引导技术，缺少对于超声生物学效应的理解

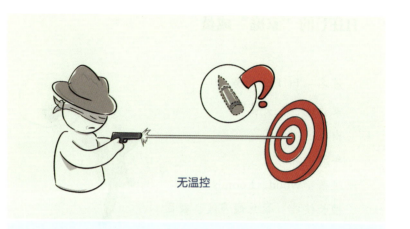

无温控

姓　名：监控超声探头与治疗超声探头一体化技术

家族地位：三族长

出生地：中国

年龄：37 岁

父亲：中国学者

擅长技能：精准影像引导与高效聚集能量一体化

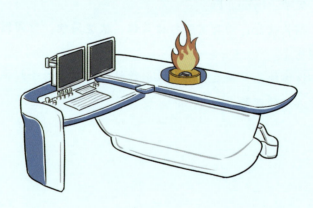

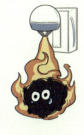

姓名：**高强度聚焦超声设备**

家族地位：四族长

出生地：中国

年龄：25 岁

父亲：CFDA

擅长技能：肝癌、乳腺癌、骨肉瘤及软组织肿瘤、子宫良性疾病、中晚期恶性肿瘤

CFDA. 国家食品药品监督管理总局（现为国家市场监督管理总局）

姓名：**磁共振引导聚焦超声手术（MRgFUS）设备**

家族地位：五族长

出生地：以色列

年龄：21 岁

父亲：InSightec 公司

擅长技能：用磁共振引导，治疗子宫良性疾病、中晚期恶性肿瘤

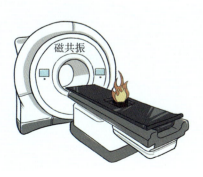

总结

HIFU 家庭成员介绍见表 1。

表 1 HIFU 家庭成员（截至 2025 年）

家族成员	介　绍
大族长 98 岁	HIFU 的概念
二族长 83 岁	HIFU 动物实验
三族长 37 岁	监控超声探头与治疗超声探头一体化技术
四族长 25 岁	HIFU 设备
五族长 21 岁	磁共振引导聚焦超声手术（MRgFUS）设备

"管家"集团

2005 年，全球首个
《聚焦超声肿瘤治疗系统临床应用指南（试行）》发布

2020 年，中国发布了
《聚焦超声消融手术临床应用
技术规范专家共识》

2007 年，重庆医科大学和
复旦大学附属华东医院建
立国家级"聚焦超声肿瘤
治疗培训基地"

2005 年
2020 年
2007 年
2017 年
2013 年

2017 年，HIFU 消融技术被纳入
《子宫肌瘤诊治中国专家共识》

2013 年，全球首个聚焦超声消
融治疗设备工程技术国际标准
（IEC 60601-2-62）颁布

第 2 章

HIFU 局部生物学效应

热消融效应

高强度聚焦超声（HIFU）的热消融效应是通过将超声波聚焦在目标组织上，使局部温度迅速升高至 60℃以上，从而导致组织蛋白质变性和细胞坏死。这个过程类似于将光线通过放大镜聚焦在一点上产生高温。热消融效应的主要优势在于其高度的精确性，可以精确瞄准并破坏病变组织，而不损伤周围健康组织。此效应广泛应用于治疗子宫肌瘤等良恶性实体肿瘤，具有无创、恢复快、并发症少等优点。

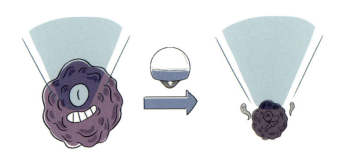

HIFU 治疗的热消融效应

空化效应

空化效应是 HIFU 治疗中的另一个重要机制。当高强度超声波通过液体时，会产生微小的气泡，这些气泡在超声波作用下迅速膨胀和收缩，最终爆裂。这一过程释放出大量的能量，产生局部高温和高压，对目标组织造成机械破坏。空化效应在某些情况下可以增强 HIFU 的治疗效果，例如在肿瘤组织中，空化效应能够增加肿瘤细胞的损伤和死亡，从而提高治疗效率。

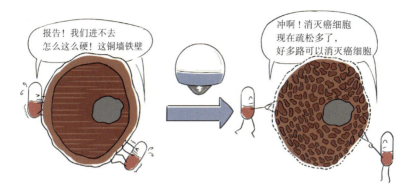

HIFU 治疗的空化效应

免疫效应

HIFU 的免疫效应是指通过 HIFU 治疗后，受损的肿瘤细胞释放出抗原物质，这些抗原刺激机体免疫系统产生针对肿瘤的特异性免疫反应。这样不仅直接破坏了肿瘤细胞，还能通过增强机体的免疫功能，进一步抑制残余肿瘤细胞的生长和扩散。HIFU 治疗过程中产生的热效应和空化效应都会导致肿瘤细胞释放抗原，从而诱导免疫反应，这为 HIFU 在癌症治疗中的应用提供了额外的优势。

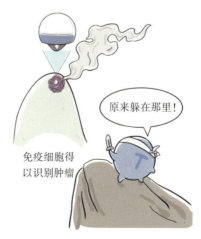

HIFU 治疗的免疫效应

11

机械效应

HIFU 的机械效应是指超声波通过物理力直接作用于组织，产生剪切力和压力波，从而导致细胞和组织结构的破坏，特别是在处理坚硬或致密的病变组织时，机械力的破坏可以增强治疗效果。与热效应和空化效应相比，机械效应的作用更直接，能够立即破坏目标组织结构，帮助提高治疗的精准度和效率。

超声波作用：细胞高速振动

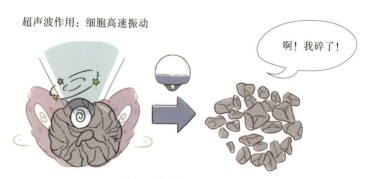

HIFU 治疗的机械效应

总结

HIFU 局部生物学效应见表 2。

表 2　HIFU 局部生物学效应

效　应	介　绍
热消融效应	高温，细胞坏死
空化效应	气泡，爆裂
免疫效应	抗原，免疫反应
机械效应	剪切力，组织破坏

第 3 章

消融"五君子"

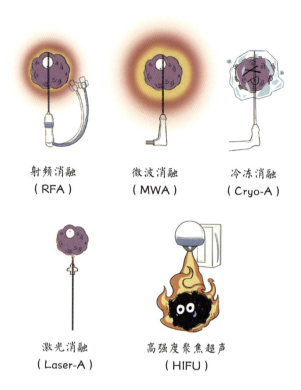

射频消融
（RFA）

微波消融
（MWA）

冷冻消融
（Cryo-A）

激光消融
（Laser-A）

高强度聚焦超声
（HIFU）

射频消融

射频消融（radiofrequency ablation，RFA）是一种微创手术技术，利用射频电流通过电极针使邻近组织细胞中的离子产生高频振荡，使目标组织局部温度迅速升高至100℃以上，从而引起组织蛋白质变性和细胞坏死。RFA被广泛用于治疗肝脏、肾脏、肺部及骨骼等部位的肿瘤，尤其适用于无法手术切除的患者。该技术具有操作简便、创伤小、恢复快和并发症少的优点。常见并发症有出血、感染和周围正常组织损伤。

微波消融

微波消融（microwave ablation，MWA）是一种通过微波能量在组织内产生电磁场，使病变区水分子高速振动产生热量，迅速提高局部温度至 100℃以上，导致组织蛋白质变性和细胞坏死的治疗技术。MWA 在肝癌、肺癌、肾癌等实体肿瘤治疗中应用广泛，尤其在治疗较大或多发性病灶时显示出优越性。相比 RFA，MWA 具有加热范围更大、速度更快、温度更高的特点，从而缩短了治疗时间，增强了治疗效果。常见的并发症有出血、感染和邻近器官损伤。

冷冻消融

冷冻消融（cryoablation，Cryo-A）是一种利用极低温（-40℃以下）破坏病变组织的技术。

通过将冷冻探针插入肿瘤内，快速冷冻组织形成冰球，导致细胞内外冰晶形成，细胞膜破裂和血流中断，最终引起细胞坏死。冷冻消融广泛应用于治疗肾癌、前列腺癌、肺癌和软组织肿瘤。其优点包括疼痛少、恢复快、并发症少。冷冻消融还具有良好的成像引导能力，确保治疗的精确性。常见的并发症有出血、感染和冷冻伤。

激光消融

激光消融（laser ablation，Laser-A）是一种利用高能量激光束对病变组织进行加热消融的技术。激光能量通过光纤传导至目标组织，使局部温度迅速升高，导致组织蛋白质变性和细胞坏死。激光消融广泛应用于治疗皮肤病变、肝脏肿瘤、肺癌和前列腺癌等。其优点包括精确度高、创伤小、出血少和恢复快。激光消融还具有良好的美观效果，尤其适用于皮肤和浅表组织病变的治疗。常见的并发症有局部烧伤、感染和邻近组织损伤。

高强度聚焦超声

高强度聚焦超声（HIFU）是一种无创治疗技术，通过将高强度超声波聚焦在目标组织处，产生局部高温（65～100℃）和机械效应，导致细胞蛋白质变性和坏死。HIFU 广泛应用于子宫肌瘤、胰腺癌、肝癌和乳腺癌等疾病的治疗。其主要优势在于无创性、高精确度和可重复。HIFU 还能通过免疫效应增强机体的抗肿瘤能力。常见的并发症有局部组织损伤和皮肤灼伤。由于其非侵入性，HIFU 特别适合不能接受手术或其他侵入性治疗的患者。

第 4 章

妇科与 HIFU

妇科疾病涵盖了从青春期到更年期的各个阶段，是影响女性健康的重要因素之一。这些疾病不仅对身体健康产生重大影响，还可能对其心理健康和生活质量造成负面影响。子宫腺肌症是一种慢性妇科疾病，主要发生在 30—50 岁的女性中，常导致严重的痛经和不孕症。子宫肌瘤是最常见的妇科良性肿瘤，20%～40% 的育龄女性会受其影响。子宫内膜异位症则是导致不孕的主要原因之一，有时伴随卵巢子宫内膜异位囊肿。尿失禁、尿潴留和贫血是子宫肌瘤的常见并发症，严重影响女性的生活质量。

上述妇科疾病（腺肌症、肌瘤、子宫内膜异位症）的治疗方法多种多样，如药物治疗、手术治疗和微创治疗等。传统的药物治疗包括激素类药物和非甾体抗炎药，主要用于缓解症状和控制病情进展。手术治疗则包括子宫切除术、子宫肌瘤剔除术和卵巢囊肿切除术等。然而，手术创伤大，恢复慢，并发症多，患者接受度低。近年来，微创治疗逐渐受到关注和应用，如腹腔镜手术、宫腔镜手术和高强度聚焦超声（HIFU）。

其中，HIFU 作为一种新兴的无创治疗手段，已在子宫肌瘤、子宫腺肌病、胎盘植入、剖宫产瘢痕妊娠、腹壁子宫内膜异位症等疾病的治疗中显示出显著的效果。通过高强度聚焦超声波在病变组织内聚焦产生高温，从而实现对病变组织的精准消融。相比传统治疗方法，HIFU 具有以下优势：①无创性，治疗时无须开刀，减少了手术风险和患者痛苦；②高精确度，能够精确定位和消融病变组织，保护周围健康组织；③安全性，无放射性损伤，适用于不适合手术的患者；④快速恢复，术后恢复快，甚至可以在门诊接受治疗，提高患者生活质量。

HIFU 技术在处理妇科疾病时，以下 4 个临床病例可供借鉴。

1. 子宫腺肌症：HIFU 能够有效消融腺肌症病变组织，缓解痛经和其他症状，改善患者的生活质量。

2. 子宫腺肌瘤合并卵巢子宫内膜异位囊肿的不孕症：HIFU 治疗后，子宫腺肌瘤缩小，同步药物管理、调节卵巢功能恢复，有助于提高受孕概率。

3. 子宫肌瘤合并尿潴留：HIFU 能够精准无创消融子宫肌瘤，随着肌瘤的缩小和对膀胱压迫的减轻，解除尿道梗阻症状，改善患者的排尿功能。

4. II 型子宫黏膜下肌瘤合并贫血：HIFU 治疗后，子宫黏膜下肌瘤缩小，月经量减少，贫血症状改善。

以下是 4 个病例的介绍，展示了 HIFU 在妇科疾病治疗中的应用效果和临床价值。

通过这些病例的详细介绍，我们将展示 HIFU 技术在妇科疾病治疗中的广泛应用前景，为此类妇科疾病患者提供新的希望。未来，随着技术的不断进步和临床经验的积累，HIFU 有望在妇科疾病治疗中发挥更加重要的作用。

HIFU 让痛经"消失"

痛苦的日常

47 岁的汪女士最近的生活被剧烈的痛经困扰，经常痛得整日卧床。每月的那几天，她只能蜷缩着，用热水袋略微缓解一点儿痛苦。这次实在疼痛难忍，她的丈夫决定陪她去医院进行详细的检查。在医院的诊室里，医生审视着汪女士的超声报告，神情严肃。B超检查结果显示：子宫明显增大，前壁肌层增厚，有一个大小直径约为 6cm 的高回声团，考虑为子宫腺肌症并子宫肌瘤。医生向患者及其丈夫解释："子宫腺肌症是一种'杀不死的肿瘤'，它会加重痛经"，手术切除也有较高的复发概率。汪女士听后感到心如刀绞，泪水止不住地流淌，丈夫只能在一旁低声安慰。

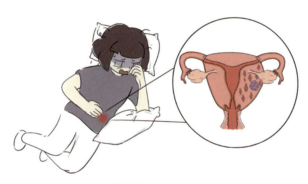

剧烈痛经的汪女士

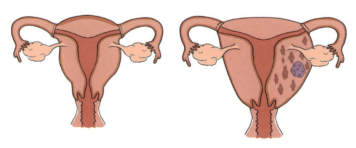

子宫腺肌症合并子宫肌瘤

面临选择

医生告诉汪女士和她的丈夫，目前有很多方法可以缓解病情。同时提供了治疗选项：①口服药物治疗（如地诺孕素，非甾体抗炎药），地诺孕素需要长期服用，而布洛芬缓释胶囊不能控制疾病进展，必要时才服用；②开腹手术 / 腹腔镜手术切除病灶，因为肿物没有明显的边界和包膜，所以手术创面比较大，或者进行子宫全切术，彻底切除病灶，但术后无法生育；③子宫动脉栓塞治疗，对子宫内膜及卵巢供血造成影响，可能导致不孕；④ HIFU 治疗，利用聚焦超声原理，不用开刀，不用麻醉，还可以缩小病灶，结合左炔诺孕酮缓释系统等药物长期管理，也能达到不错的效果。医生说："我们有几种处理方法，每种都有其优缺点。请两位好好商量一下。"

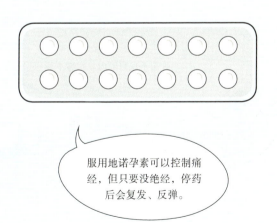

服用地诺孕素可以控制痛经，但只要没绝经，停药后会复发、反弹。

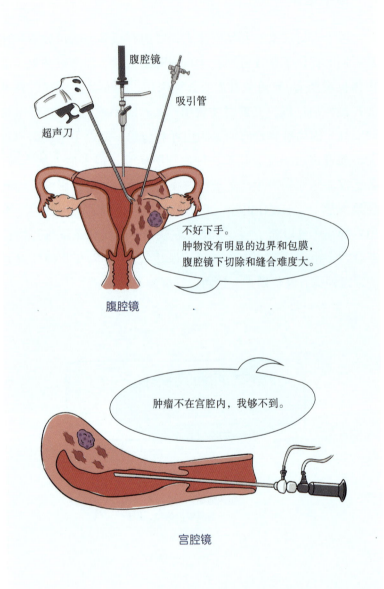

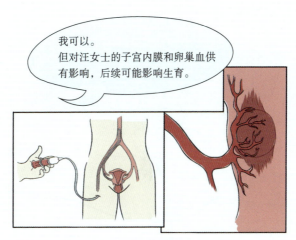

介入栓塞术

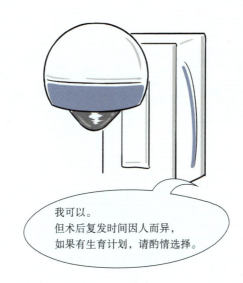

HIFU 治疗

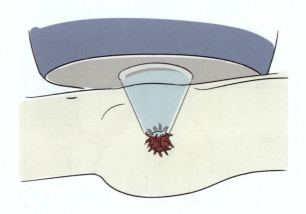

HIFU 治疗病灶

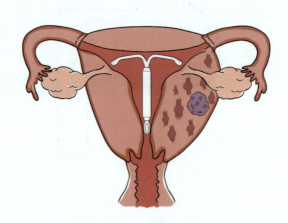

左炔诺孕酮宫内缓释系统治疗

汪女士和她的丈夫经过深思熟虑，最终选择 HIFU+ 宫内放置左炔诺孕酮宫内缓释系统治疗方案，因为这个方案创伤小。

HIFU 治疗的过程

在 HIFU 治疗室，汪女士躺在操作台上。医生耐心地解释了 HIFU 的工作原理，即使用高强度超声波聚焦于病变区域，产生高热，使腺肌病灶消融坏死，以缩小肌瘤和腺肌症团块。治疗开始后，汪女士感觉在治疗过程中有点像痛经，但治疗之后就没有什么感觉了。

再次来月经时，汪女士感觉痛经缓解了，后期结合宫腔放置左炔诺孕酮宫内缓释系统治疗，半年后复查 B 超发现病灶缩小了，痛经症状明显缓解。

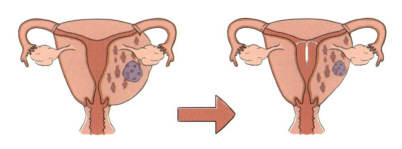

病灶缩小

生活的转变

随着 HIFU 治疗的成功，汪女士的生活质量显著提高。如今，她不再害怕每个月的痛经，经期也能自如地正常活动，并且非常感谢主治医生提供了这种绿色无创的治疗方法。

展望未来

汪女士的案例在患友群里传为佳话，成为讨论的话题。通过她的经历，越来越多的人了解到 HIFU 治疗的优势——无须手术切割，恢复快，副作用少。医生期待这种技术能够帮助更多面临类似困境的患者，改善他们的生活质量。在未来，随着医学的进步和技术的发展，HIFU 有望成为更多因腺肌病导致痛经的女性治疗方法选择之一，为患者带来希望。

科普小博士

1. HIFU 治疗子宫腺肌症后，痛经多久可以缓解？

HIFU 治疗子宫腺肌症后，一般 1 个月左右痛经可缓解，但因人而异。

2. HIFU 治疗子宫腺肌症，病灶一定会缩小吗？

不一定，因为腺肌症分为局限性和弥漫性，HIFU 治疗后有些病灶会缩小，有些不一定会，甚至有些顽固性病灶治疗后一段时间，仍然有增大的风险，如无恶变倾向，可以重复治疗。

3. HIFU 治疗子宫腺肌症会影响月经吗？

可能会影响。一般不影响经期，但有可能会影响月经量，需要看局部热消融对于子宫内膜的影响，有部分患者治疗后月经会有减少的情况，但一般针对有生育需求的女性，治疗区域需要避开子宫内膜 1～1.5cm。

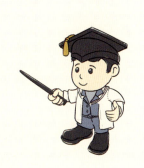

从痛苦到孕育新生：HIFU治疗

十年的痛苦与挣扎

刘女士坐在家中的沙发上，手里握着一杯温水，脸上写满了疲惫。她的丈夫王先生刚刚从厨房端来热腾腾的晚餐，关切地问："亲爱的，今天感觉怎么样？""还是一样，肚子痛得厉害。"刘女士勉强挤出一丝笑容。她回忆起过去的十多年，每个月的经期对她来说简直就是"渡劫"。痛经让她的生活充满了痛苦和无奈。这一年，刘女士终于下定决心去医院检查。结果显示她患有"子宫腺肌瘤合并左侧卵巢巧克力囊肿"，医生建议进行手术。于是，她接受了腹腔镜下子宫腺肌瘤病灶切除术剔除和左侧卵巢巧克力囊肿剔除术，术后症状有所缓解。由于术后没有定期随访和坚持用药管理，3年后，她的痛经再次发作，甚至比之前更加严重。

子宫腺肌瘤合并巧克力囊肿

多年的备孕梦碎

刘女士一直渴望成为母亲，但多年备孕却始终未能怀上孩子。手术后第5年，她和王先生决定到生殖医学中心尝试辅助生殖。然而，2次胚胎移植都失败了。手术后第6年，刘女士再一次在生殖科就诊，查体：发现她的子宫增大如孕2个多月，左侧附件可触及一直径约4cm的包块，活动度稍差，轻压痛。血液检查：肿瘤标志物CA125的检测结果高出正常水平3倍多。影像学检查：彩超和磁共振均证实她患有子宫腺肌症，同时伴有子宫肌瘤和左侧卵巢巧克力囊肿。

病例讨论与治疗方案

刘女士的病例被医院的专家团队进行了详细讨论。医生们提出了几种治疗方案。

方案1：继续观察。病情有增大趋势，症状只会越来越严重。

方案2：药物治疗。有效，但不能清除病灶，停药病情反弹，不推荐单独使用。

方案3：二次手术。手术难度较第一次增加，对卵巢功能有影响，如切除子宫肌层病灶，需要1～2年再备孕，防止怀孕后子宫破裂，所以刘女士和家属对再次手术持反对态度。

方案 4: HIFU 治疗。这是一种无痛、无创的治疗方法，但可能需要重复多次治疗，仅能对子宫肌瘤、腺肌症有治疗作用，对巧克力囊肿仍需要结合长期药物管理来调理。

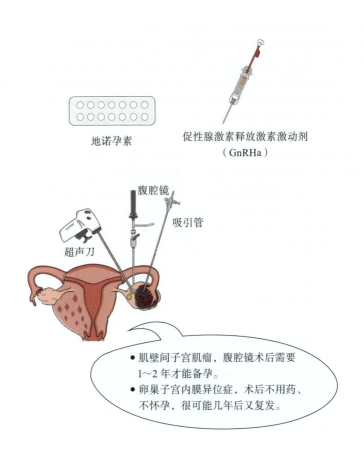

地诺孕素

促性腺激素释放激素激动剂（GnRHa）

腹腔镜

吸引管

超声刀

- 肌壁间子宫肌瘤，腹腔镜术后需要 1～2 年才能备孕。
- 卵巢子宫内膜异位症，术后不用药、不怀孕，很可能几年后又复发。

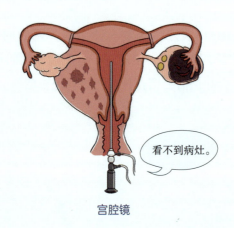

宫腔镜

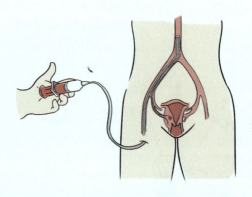

介入栓塞术

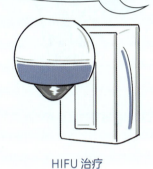

我可以消融腺肌瘤，
但对卵巢巧克力囊肿束手无策。
如果有生育要求，
治疗腺肌瘤的时候我会避开子宫内膜。

HIFU 治疗

腺肌瘤消融

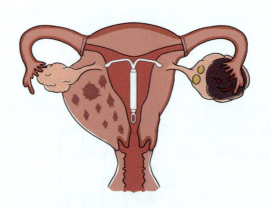

左炔诺孕酮宫内缓释系统治疗

刘女士和王先生仔细权衡了各个方案的优劣，最终决定采用 HIFU+ 药物管理＋积极备孕的综合治疗方案。毕竟医生也反复说过，对于子宫内膜异位症，怀孕也是最好的治疗。在医院的诊室里，刘女士和王先生与主治医生进行了一次详细的对话。"刘女士，HIFU 治疗是一种利用体外高能量的超声波聚焦到病灶部位，使其瞬间高温，发生凝固性坏死，从而达到治疗目的的方法。"医生解释道。王先生好奇地问："这种方法安全吗？有没有什么副作用？"医生微笑着回答："HIFU 没有放射性损伤，无痛无创，操作简单且安全，非常适合像刘女士这样不愿接受再次手术的患者。不过，由于 HIFU 无法消融卵巢囊肿，需要结合药物治疗，我们准备使用促性腺激素释放激素激动剂——'绝经针'和地诺孕素序贯管理，努力一下，半年后试孕。"刘女士点点头，眼中闪烁着希望的光芒说："那我们就试试吧。"

HIFU 治疗

几天后，刘女士来到医院的 HIFU 治疗室。治疗室内环境温馨，让她感到一丝安心。她躺在治疗床上，医生们忙碌地进行着准备工作。"刘女士，放松一些，这个过程下腹部会有些不舒服是可以忍受的。在整个手术期间我们会随时观察你的情况，及时调整用药，减轻你的不适。"医生温和地说。刘女士深吸一口气，努力让自己放松下来。治疗开始，超声波开始聚焦在她的子宫内。她感受到一股温暖的感觉在下腹部扩散开来。"我们正在使用高能量的超声波，使病灶内部的温度升高，导致病变组织发生凝固性坏死，从而与正常肌层剥脱分离。"医生一边操作一边解释。

听着医生的讲解，刘女士的紧张情绪逐渐缓解，更多的是对治疗效果的期待。1 小时后治疗结束，医生微笑着对她说："一切顺利。接下来我们会进行药物管理，确保病情得到有效控制。"

治疗后的显著改善

刘女士的综合治疗方案进行得十分顺利。在 HIFU 治疗后的几个月里，她继续进行药物管理，定期到医院复查。每次检查，医生都能看到她的病情在逐步好转。她的痛经症状在下次月经来潮时显著缓解，经期的日子变得平静，不再像以往那样痛苦难忍。刘女士惊喜地发现，伴随她多年的恶心、呕吐症状也逐渐消失了。她不再需要逐渐升级的镇痛药来缓解疼痛，生活质量明显提升。

幸运之门再次开启

经过联合序贯治疗，半年后刘女士在医生的指导下停药，她和王先生再次尝试怀孕。这一次，他们选择了自然备孕的方式。几个月后，刘女士发现自己怀孕了。她小心翼翼地进行各项检查，确保一切顺利。每次检查，医生都对她的情况感到满意，表示她的身体状况比以前好得多。随着时间的推移，刘女士顺利度过了怀孕的各个阶段。在 HIFU 治疗后的第 2 年，她平安生下了一名健康的宝宝。

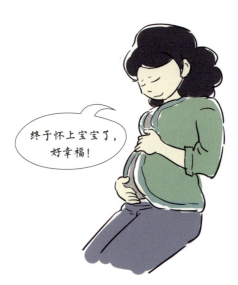

终于怀上宝宝了，好幸福！

在回家的路上，刘女士和王先生看着怀中安睡的宝宝，心中充满了感激和喜悦。多年的痛苦和挣扎，终于在这一刻得到了回报。"亲爱的，真的感谢那些医生们，让我们不用再次开刀，既治了病，又怀了孕，生了娃。"刘女士感慨道。"是啊，现代医学真的好神奇，隔着肚皮就把瘤子控制住了，帮了我们大忙。HIFU 这种无创的治疗方法真是高科技。"王先生附和道。

刘女士看着窗外的阳光，心中充满了希望和感激。她知道，HIFU 这种先进的治疗方法一定会被更多的人知道和选择。它不仅能够帮助像她一样的患者减轻痛苦，还能改善他们的术后，让他们拥有更美好的生活。"未来，HIFU 在治疗子宫腺肌症方面的价值一定会被更多的人了解和认可。希望更多的患者能够像我一样，找到适合自己的治疗方法，重获健康和幸福。"刘女士心中默默地祈祷着。

科普小博士

1. 子宫腺肌症究竟是什么样的疾病？

子宫腺肌症是指子宫内膜及腺体侵入子宫肌层，形成局灶或弥漫性的病灶，以进行性加重的痛经、月经过多，不孕不育为主要症状，如有生育要求，需保留子宫，故难以根治。HIFU 是其中的一种无创治疗方式，正确操作基本不损伤卵巢功能。

2. HIFU 可以治疗卵巢巧克力囊肿吗？

HIFU 一般用于治疗实性乏血供肿瘤，对于囊肿和积液目前效果欠佳。

3. HIFU 治疗子宫腺肌症患者，对于是否有生育需求，治疗中有区别吗？

治疗方案有区别。

如果没有生育需求，会消融全部在声通道内的病灶，相对比较彻底。

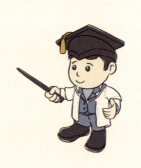

如果有生育需求，选择范围需要避开子宫内膜附近1~1.5cm，避免损伤子宫内膜血流，避免影响内膜容受度和生育功能。

肌瘤的奇妙消失之旅：HIFU无痛魔法秀

排尿之困

当第一缕晨光悄悄溜进房间，曾女士却意外地发现自己的"阳光"被一不速之客给挡了个严严实实。她几乎无法排尿，强烈的尿意却伴随着无力感，让她异常难受。她尝试了多次，但膀胱仿佛被一块巨石牢牢压住，尿液始终无法排出。曾女士的丈夫小张见此情景，决定立刻陪她去医院看急诊。

尿管的烦恼：束缚与自由的较量

医院成了曾女士的紧急"战场"，B 超成了她的"侦察兵"，在子宫的地图上发现了那个不请自来的"巨石"。经过一系列检查，B 超显示曾女士子宫右前壁长了一个巨大的肌瘤，大小超过 8cm，已经严重压迫到膀胱，导致她排尿困难。

她躺在急诊科的病床上，看着护士手中的尿管，心中充满了恐惧和不安。尿管插好后，虽然略有一丝轻松感，但瞬间又袭来深深的无力感，仿佛往日的自由和尊严已全然被束缚在了病床上，想着到底需要多久才能拔除这条让人难受的管子。

聚焦奇迹：HIFU 的光束手术刀

系好尿袋的曾女士来到妇科，医生的诊室变成了"战略会议室"，医生是"指挥官"，为曾女士提供多种"战术"，每一种都可能是她的"救星"。对于曾女士目前的情况，医生给出了诸项建议。

1. 保守治疗，可以短期内每月注射促性腺激素释放激素激动剂，或口服米非司酮，但是药物起效需要一定的时间。

2. 腹腔镜手术或开腹手术切除子宫肌瘤，有创伤。

3. 介入血管栓塞治疗，术后有些疼痛。

4. 子宫全切术，有手术创伤。

5. HIFU，无须开刀，无须麻醉，即可缩小肿瘤，缓解症状。

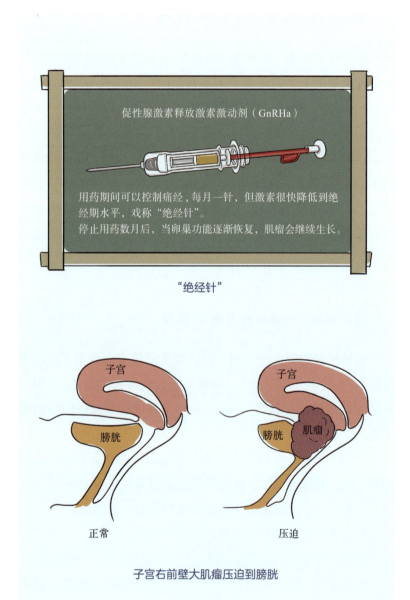

促性腺激素释放激素激动剂（GnRHa）

用药期间可以控制痛经，每月一针，但激素很快降低到绝经期水平，戏称"绝经针"。
停止用药数月后，当卵巢功能逐渐恢复，肌瘤会继续生长。

"绝经针"

子宫　　　　　子宫

膀胱　　　　　膀胱　肌瘤

正常　　　　　压迫

子宫右前壁大肌瘤压迫到膀胱

　　HIFU 治疗，听起来就像是科幻小说里的技术，在医生的建议下，曾女士带着对未知的好奇和那么一点冒险精神，决定踏上这场"HIFU 科技之旅"。

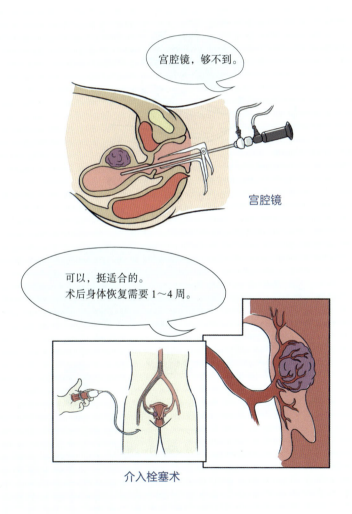

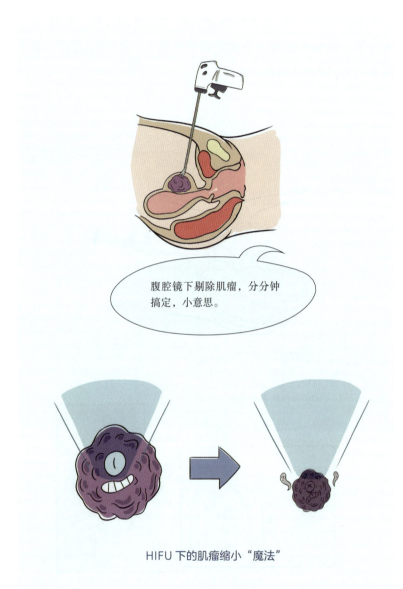

腹腔镜下剔除肌瘤，分分钟
搞定，小意思。

HIFU 下的肌瘤缩小"魔法"

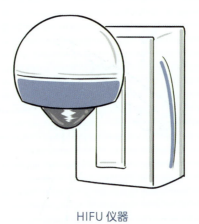

HIFU 仪器

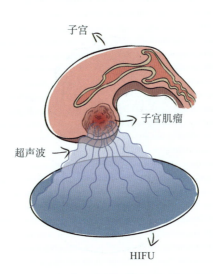

子宫

子宫肌瘤

超声波

HIFU

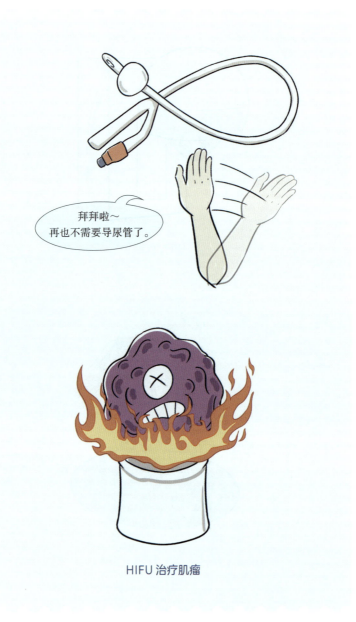

HIFU 治疗肌瘤

HIFU 无须手术、无放射性损伤、无痛无创 …… 在治疗室里，曾女士似乎变身为"太空探险家"，在超声波的温柔"拥抱"下，开始了她的"星际旅行"。随着超声波将能量聚集于腹部，曾女士感到一股股暖流在身体内流动。她闭上眼睛，好像看到了肌瘤正在超声波的摧毁下逐渐缩小。

解放的号角：尿管的告别派对

事实上，HIFU 治疗真的是肌瘤的"隐形杀手"，悄无声息地切断了它的"生命线"，让这个不速之客慢慢消失在生活里。第一程 HIFU 治疗后 2 周，曾女士的肌瘤明显缩小了，并拔除了导尿管。那一刻，曾女士激动得几乎要哭出来。她看着医生轻轻地将导尿管从体内拔出，感受着久违的自由和尊严。丈夫也在一旁为她鼓掌庆祝，为她重获新生倍感高兴。

拔掉导尿管后，曾女士排尿逐渐顺畅起来，脸上的笑容也越来越频繁，越来越舒展，那是从心底散发出来的生命喜悦与满足。小张从旁见证着妻子此刻的模样，心中的石头也落了地。她坚定不移地进行了第二次治疗，毕竟肌瘤仅仅从 9cm 缩小到 7cm，她对于 HIFU 技术信心十足。

新生的颂歌：曾女士的健康乐章

随着无创 HIFU 治疗的一步步推进，半年后复查 B 超，显示曾女士的肌瘤缩小到直径只有 2cm。站在康复的新起点上，她满怀憧憬地望向未来，相信 HIFU 这把"魔法扫帚"，将会在医学的星空中，扫除更多的病痛和困扰。

科普小博士

1. HIFU 治疗肌瘤的原理是什么？

HIFU 治疗肌瘤的原理主要是通过超声聚焦，将子宫肌瘤灭活，被切断供血后的肌瘤逐渐失活，被自然吸收，减小，症状随之减轻或消失。

2. HIFU 治疗肌瘤的优点有哪些？

HIFU 治疗子宫肌瘤的优点，如无创、保留器官完整性、安全性高、恢复快、治疗效果明显。治疗效果可通过以下目标判断：①造影观察病灶失活百分比（断血流的区域体积 / 病灶体积 ×100%）进行治疗后即时判断；②治疗后 1 个月内观察肌瘤引起的症状是否减轻或消失，如疼痛、出血多、尿便异常等。

3. HIFU 治疗适用于所有类型的肌瘤吗？

HIFU 治疗并不适用于所有类型的肌瘤，比如，带蒂的浆膜下肌瘤，或者位于耻骨联合下，或者声通道被遮挡的，均属于不适用类型。

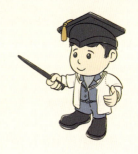

肌瘤 "出血"：HIFU 与宫腔镜协同作战

家中的不安

清晨的阳光透过窗帘的缝隙，洒在陈女士的脸上。她微微睁开眼，却发现自己出了一身的虚汗，脸色苍白得如同一张白纸。她心中不禁升起一丝不安，最近这种情况已经持续了好一阵子了。陈女士是一位 28 岁的年轻女性，平时工作繁忙，但身体一直还算健康。然而，最近几个月，她发现自己总是容易疲惫，月经也变得不规律，量多得让她有些害怕。她决定去医院做个检查。在医院的 B 超室，医生仔细地为她检查着。不一会儿，医生的脸色变得严肃起来，她告诉陈女士，检查发现有子宫黏膜下单发肌瘤（Ⅱ型），直径约 6cm，同时查了血常规还有中度贫血。

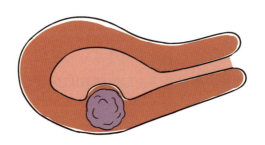

子宫黏膜下单发肌瘤（Ⅱ型）

医生的建议与选择

听到这个消息，陈女士顿时感到一阵眩晕。她焦急地问医生："医生，我该怎么办？这个肌瘤会不会恶化？"医生耐心地解释道："陈女士，子宫肌瘤绝大部分都是良性的，您别太担心。目前的情况我们可以考虑多种治疗方案。不过，由于您的肌瘤在黏膜下肌瘤中属于比较大的，而且是Ⅱ型，大部分在子宫肌层，宫腔内只是冰山一角，我们需要谨慎选择。"

接着，医生详细列举了治疗方案，包括：①保守治疗，继续观察或药物治疗；②腹腔镜手术／开腹手术剔除肌瘤；③介入治疗，但对子宫内膜及卵巢血供影响较大，可能影响生育功能；④行子宫全切术，患者比较年轻且可能有再生育要求，不建议；⑤宫腔镜检查，但是因为这个肌瘤比较大，而且是Ⅱ型，通过宫腔镜不一定能切除干净，预计需要很多次手术；⑥HIFU，可以通过HIFU治疗把这个肌瘤往宫腔里面"挤压"，把它从Ⅱ型逐渐变成Ⅰ型，甚至0型，这样再通过宫腔镜手术切除肿瘤，有利于切除干净，出血风险小，减少手术次数。

陈女士闻"手术"色变，对手术非常抗拒，担心手术创伤大，恢复时间长，所以最终决定尝试HIFU+宫腔镜治疗。

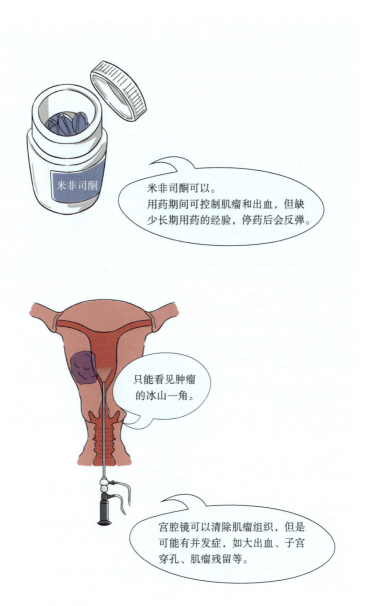

米非司酮可以。
用药期间可控制肌瘤和出血，但缺少长期用药的经验，停药后会反弹。

只能看见肿瘤的冰山一角。

宫腔镜可以清除肌瘤组织，但是可能有并发症，如大出血、子宫穿孔、肌瘤残留等。

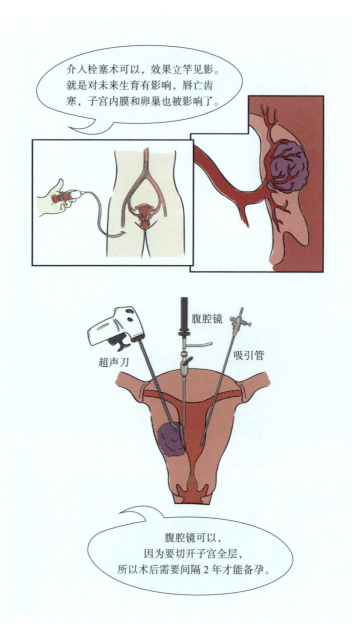

HIFU 的奇妙之旅

治疗当天，陈女士在丈夫的陪伴下走进了 HIFU 治疗室。

随着治疗开始，她闭上眼睛，想象着肌瘤在超声波的作用下逐渐缩小。医生告诉她，这个过程需要大约 2 小时，但她只需要保持放松就好。经过第一次 HIFU 治疗后，B 超下发现陈女士的肌瘤明显缩小了，并且肌瘤已经往宫腔里面"挤压"，由 Ⅱ 型变成了 Ⅰ 型。同时，通过药物和 HIFU 联合作用，她的月经量也比之前明显减少。陈女士对医生充满了感激之情。她越来越相信医生的治疗方案，积极配合后续治疗。

Ⅱ / Ⅰ / 0 型肌瘤的变化，同一位置，逐渐减小

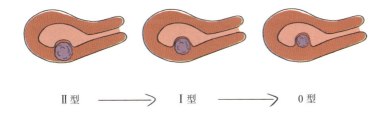

Ⅱ 型   ⟶   Ⅰ 型   ⟶   0 型

宫腔镜的决战时刻

在第一次 HIFU 治疗后，陈女士的肌瘤由 Ⅱ 型变成 Ⅰ 型更向宫腔内凸出了，医生决定为她进行宫腔镜手术。手术当天，陈女士进入了手术室，打了麻醉，医生通过宫腔镜清晰地看到了肌瘤的位置和大小。由于肌瘤已经被 HIFU 治疗缩小并推至宫腔内，医生可以更容易地将其切除大半。然后再来一次 HIFU 和宫腔镜的联合，肌瘤从 Ⅰ 型变成 0 型，两次宫腔镜就完整切除了肌瘤，超声下再也看不到肌瘤的踪迹。手术过程顺利，血量也很少。术后不久，陈女士就恢复了健康。她的月经量完全恢复了正常，贫血症状也得到了改善。她感激地对医生说："谢谢你们！是你们让我重新找回了健康和信心！"

HIFU 的价值与未来展望

通过陈女士的案例，我们可以看到 HIFU 在 Ⅱ 型子宫黏膜下肌瘤方面的显著价值。它不仅无痛无创、无放射性损伤，还能将肌瘤从难以手术的位置推至宫腔内方便宫腔镜切除的位置，减少手术次数，减少出血风险，为完整微创切除肌瘤创造了有利条件，有利于后续生育。展望未来医学的发展，HIFU 有望在更多领域发挥重要作用。随着技术的不断进步和应用范围的扩大，相信 HIFU 会为更多患者带来福音和希望。

科普小博士

1. 宫腔镜术后多久可以备孕？

宫腔镜属于微创手术，体表无创，子宫浆膜层完整，如果术中子宫肌层无损伤，一般 1 个月后可以备孕。具体时间因人而异。

2. 和腹腔镜、开腹、经阴道手术相比，HIFU 对于有生育能力需求的患者，有什么优势？

HIFU 治疗主要特点是无创、无辐射，治疗后可以尽早开始备孕。

3. 做完 HIFU 后会出血吗？多还是少？需要处理吗？

HIFU 治疗后可以不出血，也可能会有少量的阴道出血和排液，一般维持 7～14 天，也有少部分患者排液时间较长，可能持续 1 个月左右，如果排出的液体没有异味，量不多，则不需要处理。但对于黏膜下肌瘤，可选择短期使用米非司酮控制肌瘤出血。

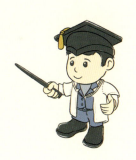

第 5 章

产科与 HIFU

产科疾病涵盖了一系列影响孕妇及其胎儿健康的问题，包括妊娠高血压综合征、妊娠期糖尿病、胎儿生长受限和早产等。

在治疗方面，HIFU 作为一种无创的技术，逐渐在产科领域展现出广阔的应用前景。HIFU 技术利用高强度聚焦超声产生热效应和机械效应，对病灶进行精准消融。这种治疗方法不仅有效减少了手术风险和出血量，还保护了子宫的完整性，特别适用于未来有生育需求的女性患者。

在处理胎盘植入方面，HIFU 显示出潜在的应用价值。胎盘植入是指胎盘部分或完全嵌入子宫肌层，导致分娩时胎盘无法正常剥离，引发严重的产后出血。HIFU 技术可以在一定程度上控制胎盘植入术中出血量，减少相关并发症，保护子宫的完整性，从而降低产妇的手术风险和死亡率。

宫角妊娠伴胎盘植入是一种罕见但危险的妊娠并发症，容易导致严重的出血和子宫破裂。传统的治疗方法通常需要手术切除患侧子宫角，然而 HIFU 提供了一种无创的治疗选择，通过精准消融妊娠组织，减少出血和手术风险，保留子宫的完整性和功能。

剖宫产瘢痕妊娠是指胚胎植入在子宫剖宫产瘢痕处。这种情况通常伴随较高的流产率和出血风险，传统治疗方法包括药物治疗和手术清宫。HIFU 技术在处理剖宫产瘢痕妊娠中展现出优势，通过无创的方式消融植入的胚胎组织，再清除妊娠病灶，减少出血量和手术并发症，保留子宫完整结构。

总之，HIFU 在产科疾病治疗中展现出广阔的应用前景，其无创性和有效性使其成为胎盘植入和剖宫产瘢痕妊娠疾病中一种重要的治疗手段。然而，进一步的临床研究和长期随访数据仍然是评估其安全性和有效性的关键。

胎盘植入新帮手"HIFU"

家中的温馨与不安

苏女士站在窗前，手轻轻地抚摸着隆起的腹部。阳光透过窗帘洒在她的脸上，照亮了她微笑的面庞。她的丈夫王先生正在厨房准备早餐，时不时转头看向她，脸上满是关切。"早餐马上好了，今天要去医院产检，别忘了带上产检本。"苏女士点了点头，眼中闪过一丝不安。她既往已经做过 3 次人工流产，这次好不容易怀上这个宝宝，产检时胎儿排畸彩超却提示"轮状胎盘，伴发子宫肌瘤"。而在孕 29 周时，她又因"先兆早产"住院保胎。

现在，终于熬到了孕 39 周。苏女士站在婴儿房里，仔细地将新买的婴儿床垫铺好。房间被她布置得温馨且充满爱意，淡蓝色的墙壁上贴满了可爱的动物贴纸，角落里摆放着一个软绵绵的摇椅，旁边放着一只毛绒小熊。正当她准备给婴儿床安上床围时，一阵剧烈的下腹痛突然袭来。苏女士的笑容瞬间凝固，她不禁捂住肚子，身体微微前倾，额头渗出细密的汗珠。苏女士的腹痛从轻微的不适开始，逐渐加剧，像是一阵阵绞痛，时而扩散到腰背部。她皱着眉头，额头渗出细密的汗珠，痛苦地握紧沙发的扶手。每一次剧烈的疼痛袭来，她都感觉像是被撕裂般难以忍受。她试图深呼吸缓解疼痛，但疼痛却越发剧烈。"老公，我真的好痛，好像要生了。"苏女士声音颤抖地说。她老公闻言，立刻放下手中的锅铲，关上电炉，跑到她身边。"老婆，坚持一下，我马上打120。"说着，他迅速拨打了急救电话。

120急救车把她送到医院，经过长时间的待产，她终于顺利娩出了一名健康的男宝宝。然而，就在大家沉浸在新生命的喜悦中时，30分钟过去了，胎盘却一直没有娩出。医生尝试手"掏"胎盘，但不幸的是，胎盘并未取出，还发现胎盘有粘连的情况。B超和磁共振检查证实了这是"胎盘滞留伴植入"。

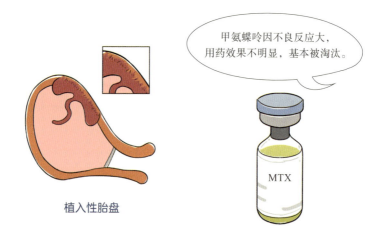

植入性胎盘

甲氨蝶呤因不良反应大，用药效果不明显，基本被淘汰。

MTX

治疗选择的权衡

在医院的病房里，苏女士平躺在病床上，疼痛和担忧在她的眼中交织。她的老公坐在床边，紧紧握住她的手。几位经验丰富的主任医师围在她的床边，进行着紧张的讨论。"目前苏女士的情况有几种治疗方案，"一位主任医师说道，"一是继续观察，但胎盘残留时间过长可能会有感染和大出血的风险；二是药物治疗，可以使用甲氨蝶呤，属于化疗药物，效果不一定理想；三是手术治疗，如清宫术、宫腔镜手术和腹腔镜手术，但都有一定的手术风险，且手术不一定能完全切干净；四是介入治疗，通过栓塞子宫的血管来减少出血，但可能会影响子宫内膜和卵巢的血供，进而影响后续生育。"

夫妻二人听得眉头紧锁，心中的焦虑不断增加。"还有一种治疗方法，叫作高强度聚焦超声治疗（HIFU），"另一位医生补充道，"HIFU 利用体外高能量的超声波聚焦到胎盘内部，使残留胎盘瞬间高温，发生凝固性坏死，从而使胎盘植入的部位与正常肌层剥脱分离，达到减少出血和治疗的目的。HIFU 治疗后，将于第 2 天在超声引导下进行宫腔镜下胎盘病灶清除术。而整个操作过程无须开刀，没有切口，适合苏女士目前的情况。"苏女士和她老公对视一眼，眼中多了一丝希望。"这听起来不错，但是这种方法安全吗？"苏女士老公问道。

医生点点头，耐心地解释道："HIFU 没有放射性损伤，无痛无创，操作安全，经过 HIFU 的敲打，植入的胎盘会更加容易与子宫分离，是目前治疗胎盘植入的一种先进方法。"

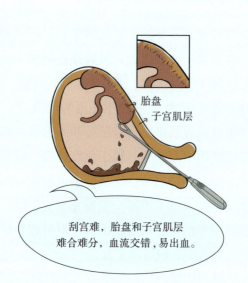

胎盘
子宫肌层

刮宫难，胎盘和子宫肌层
难合难分，血流交错，易出血。

宫腔镜可以，在镜头下清除胎盘组
织。需要注意三点：一是大出血；
二是子宫穿孔；三是胎盘残留。

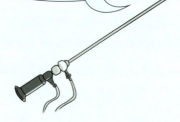

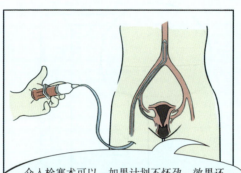

介入栓塞术可以，如果计划不怀孕，效果还是挺不错的。因为此治疗方法对子宫内膜及卵巢血供影响较大，所以容易导致不孕。

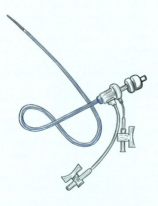

经子宫动脉栓塞术器械

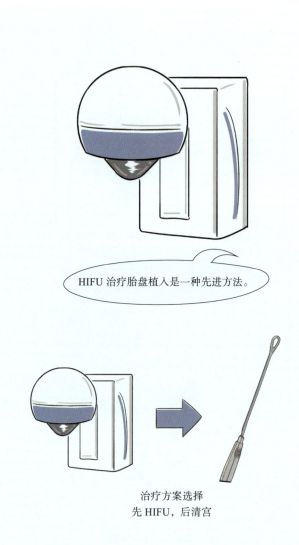

HIFU 治疗胎盘植入是一种先进方法。

治疗方案选择
先 HIFU, 后清宫

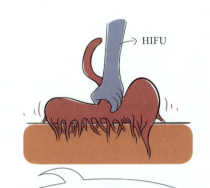

HIFU 可以，敲打一下胎盘植入部分，可以"松松土"，断血流，方便后续胎盘和子宫的剥离。

植入的胎盘与子宫肌层剥脱分离

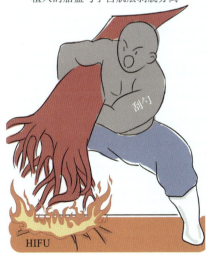

"不开刀"的治疗

几天后，苏女士躺在 HIFU 治疗室的治疗床上，身边是操作设备和紧张忙碌的医护人员。治疗室明亮而整洁，墙上的显示屏显示着她子宫内部的实时影像。"苏女士，放轻松，这个过程不会疼痛，我们会时刻关注你的状况。"医生温和地说道。苏女士深吸了一口气，点了点头。治疗开始，医生在旁边细致地操作设备，屏幕上的影像显示胎盘组织逐渐发生变化。"我们正在使用高强度超声波，胎盘内部的温度升高，使靶区凝固性坏死，从而使植入的胎盘与子宫肌层剥脱分离。"医生一边操作，一边解释。苏女士听着医生的讲解，心中的紧张逐渐消散。大约半小时后，治疗结束，医生微笑着对她说道："治疗非常顺利，接下来我们会进行清宫术，确保胎盘完全清除。"

清除胎盘植入的胜利

第二天，苏锦经过宫腔镜手术恢复得非常好。术后复查，B 超显示胎盘已经完全清除干净。"苏女士，你的恢复情况很好，胎盘已经完全清除。"医生满意地说道。苏女士老公激动地握住医生的手，"太好了，感谢医生们的辛勤付出。"医生微笑着点头，"HIFU 治疗结合清宫术是目前治疗胎盘植入的有效方法之一。相比传统的手术方法，HIFU 无创、无痛，风险更小，恢复更快。"苏女士感激地看着医生，"谢谢你们，真的感谢你们。"阳光透过窗户洒在他们身上，温暖而明亮。

随着苏女士的康复，她和家人深刻感受到了医学技术进步带来的福祉。HIFU 作为一种无创的热消融治疗，展现了其在治疗复杂产科疾病方面的巨大潜力。随着这种技术的进一步普及和发展，未来它将帮助更多像苏女士这样的患者，多种治疗手段的组合，比起单一治疗手段，并发症少，创伤小，效果佳，还可能保留生育力，缩短因疾病延长的生育间隔。

科普小博士

1. HIFU 在胎盘植入中的优势是什么？

HIFU 可以通过热消融的作用处理掉胎盘植入的病灶，不开刀，不流血，治疗后 3～6 个月可以备孕。

2. 只用 HIFU 治疗胎盘植入可以吗？

有些情况下是可以的，比如，消融效果很理想，患者无出血，无感染，有随访条件，病灶可吸收或自行排出。

3. HIFU 治疗后隔多长时间可以进行宫腔操作？

建议 2 天内或即刻进行，可根据病情选择清宫术或宫腔镜手术。

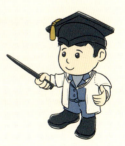

宫角妊娠胎盘植入很发愁，HIFU帮您来解忧

产前的期望与忧虑

董女士坐在客厅的沙发上，手中拿着一本育儿书籍，时不时翻看里面的内容。她的丈夫李先生在一旁泡茶，桌上还放着几片她最喜欢的点心。电视里播放着一档育儿节目，讲述着新生儿护理的技巧。"亲爱的，这本书上说，宝宝出生后要注意保持室温和湿度，防止感冒。"董女士微笑着对李先生说道。"是啊，我已经准备好了加湿器，等宝宝出生后就可以用了。"李先生回应道。

回想起这段孕期，董女士心中充满了感慨和不安。她之前因为"稽留流产"做过宫腔镜手术，之后就一直很难怀孕。现在好不容易怀上这个宝宝，却在孕 8 周产检时超声提示"宫角妊娠"，医生建议终止妊娠，因为这是一种高危妊娠。然而，

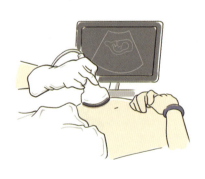
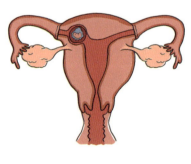

宫角妊娠

董女士坚决希望继续观察。幸运的是，在孕 11$^+$ 周时，超声提示胎盘已附着于子宫前壁近右侧宫角。虽然董女士和李先生心中满是担忧，但也默默期望宝宝会平安度过这一切。

生产时刻的惊险

现在，董女士已经孕 40^{+6} 周，一点动静都没有。明天就 41 周了，医生建议她住院待产。入院后，医生给她进行了"滴催"处理，经过长时间的待产，她终于顺利娩出了一名健康的男宝宝。然而，当董女士疲惫而幸福地看着新生的宝宝时，突然间，医生们的脸色变得紧张起来。30 分钟过去了，胎盘却一直没有娩出。医生尝试手动取出胎盘，但不幸的是，胎盘未能完全取出，还发现胎盘有致密粘连的情况。B 超和磁共振检查证实了这是"胎盘滞留伴植入"，而且胎盘侵入非常深，到了宫底肌层，距离子宫表面的浆膜层不足 3mm。

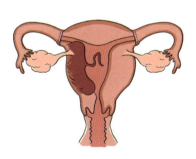

胎盘植入

医生的智慧：HIFU 的引入

董女士平躺在病床上，担忧在她的眼中交织。李先生坐在床边，紧紧握住她的手。面对这一棘手的问题，几位经验丰富的主任医师坐在医生办公室经过热烈的讨论后，主管的张主任到床边和董女士夫妻两人讲述讨论意见："一是继续观察，但胎盘残留时间过长可能会有感染和大出血的风险；二是药物治疗，可以使用甲氨蝶呤和缩宫素，但效果不一定理想而且治疗时间较长；三是手术治疗，如清宫术、宫腔镜手术和腹腔镜手术，但都有一定的手术风险，且手术也不一定能完全切除干净；四是介入治疗，通过栓塞子宫的血管来减少出血，但可能会影响子宫内膜和卵巢的血供，进而影响生育功能。"

董女士和李先生听得眉头紧锁，心中的焦虑不断增加。"还有一种治疗方法，叫作高强度聚焦超声治疗（HIFU），"张主任补充道，"HIFU 利用体外高能量的超声波聚焦到胎盘内部，使残留胎盘瞬间高温，发生凝固性坏死，从而使胎盘植入的部位与正常肌层剥脱分离，达到减少出血的目的。而整个操作过程无须开刀，没有创伤，非常适合董女士目前的情况。但无论哪种治疗方案，目前您的情况都需要手术治疗，因为胎盘植入的范围实在是太大、太深了，但 HIFU 治疗后，能减少术中大出血、子宫切除的风险。"董女士深吸了一口气，转头对丈夫说："听起来很先进，不知道这种方法安不安全。"李先生皱着眉，问医生："这种方法有没有风险？"张主任耐心解释道："HIFU 没有放射性损伤，就靠超声聚焦到病灶，阻断胎盘植入部分的血流，操作安全，是目前治疗胎盘植入的一种先进方法。"

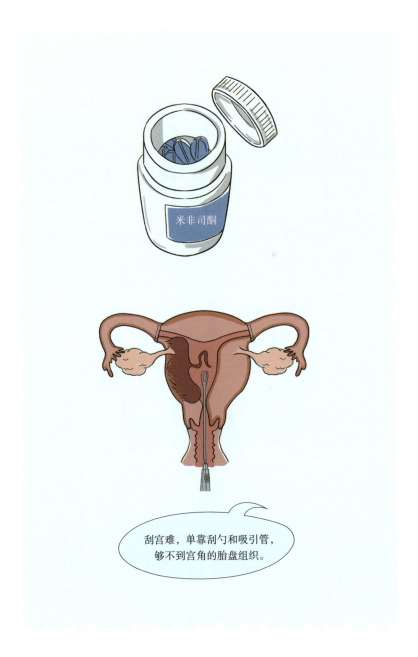

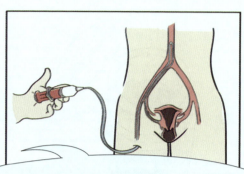

介入栓塞术可以，如果后面不生育，效果还是挺不错的。

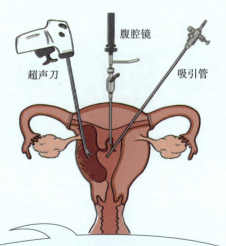

腹腔镜治疗难，重点是无处下手。病灶从宫腔到子宫表面不足 3mm，难不成挖一半子宫的肉再缝上？虽然可以，但挺难。

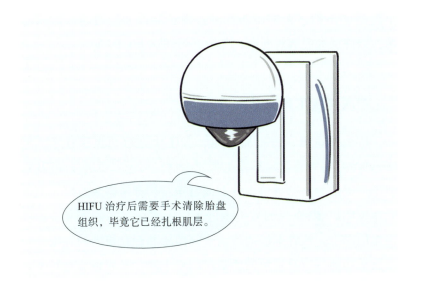

HIFU 治疗后需要手术清除胎盘组织，毕竟它已经扎根肌层。

无创治疗的体验

几天后，董女士躺在 HIFU 治疗室的治疗床上，治疗室安静明亮，墙上的显示屏实时显示着她子宫内部的影像。"董女士，请尽量放松。整个过程是无痛的，我们会时刻关注您的状态。"医生温和地说。董女士深吸一口气，缓缓吐出，尽力让自己平静下来。"我们使用的是高能量聚焦超声波，使胎盘内部温度升高，导致胎盘组织凝固性坏死，从而与子宫肌层产生间隙，容易剥脱分离。"医生一边操作一边解释。

听着医生的讲解，董女士感觉到心中的紧张情绪逐渐缓解，对治疗效果的期待也在增加。治疗结束，胎盘植入病灶血供几乎消失。医生微笑着对她说："一切顺利。接下来我们会进行清宫术，尽量完整取出胎盘。"然而，在清宫过程中，医生还是够不到宫角的胎盘，经过讨论后，他们改为剖腹探查术，以确保彻底解决问题，并做好了切除子宫的准备。

剖腹探查术的成功

在手术室里，医生们迅速、有序地进行剖腹探查术，经HIFU 治疗后的胎盘组织发生凝固变性，与子宫肌层分界清晰。值得一提的是，胎盘植入的右侧宫角，切开子宫浆肌层，刀下无血，HIFU 断血流的效果太好了，手术医生们放下准备抢救输血的忐忑，从容不迫地辨认子宫肌层和胎盘植入的界限，一点点成功地将所有残留的胎盘组织切干净。又完整地缝好了宫腔，再做一个漂亮的子宫塑形术，这次手术中出血非常少。董女士在手术结束后，醒来时感到一阵轻松。医生站在她的床边，脸上露出欣慰的微笑，说："董女士，手术非常成功，因为做了 HIFU，术中也没有怎么出血，我们已经完全清除了所有的胎盘组织。"

HIFU 的未来

通过董女士的经历，我们可以看到 HIFU 技术在治疗胎盘植入方面的巨大潜力和优势。它不仅能够减轻患者术中的出血，还使胎盘植入的病灶更容易分离，保留正常的子宫，保留患者再次生育的能力。随着医学技术的不断发展和进步，相信HIFU 技术将会在未来得到更广泛的应用和推广，为更多患者带来福音。

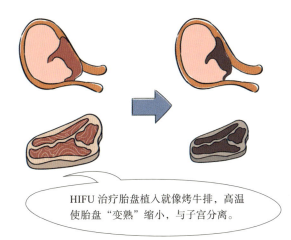

HIFU 治疗胎盘植入就像烤牛排，高温使胎盘"变熟"缩小，与子宫分离。

科普小博士

1. HIFU 治疗胎盘植入后，月经多久可以恢复正常？

不哺乳的情况下，一般为 1~1.5 个月，使用 HIFU 治疗的胎盘植入患者中，胎盘全部清除且无严重不良结局，术后 15~150 天恢复月经。

2. HIFU 治疗胎盘植入多久可以备孕？

一般来说，HIFU 治疗后 3~6 个月就可以备孕，但具体因人而异。

3. HIFU 治疗胎盘植入后多久可以恢复性生活？

HIFU 治疗后 1 个月可以恢复性生活，如果是产褥期，产后 42 天复诊无异常后可以恢复性生活。

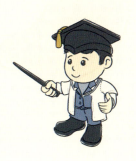

HIFU拆除"隐形炸弹"

意外的发现

在家中的客厅，37 岁的董女士告诉丈夫她 2 个月没有来月经，不时会干呕。她的丈夫看在眼里，急在心里，决定陪她去医院接受检查。

在医院的诊室内，一份 B 超报告让董女士的心沉到了谷底。报告显示，子宫瘢痕妊娠 6^+ 周（Ⅰ型）。听到这一诊断，董女士无法掩饰她的恐慌和无助，问："为什么会在剖宫产瘢痕这个地方会怀孕呢？"医生解释说："一般有剖宫产史或子宫相关手术史，可能会发生这种情况，你既往剖宫产 2 次，所以这次就发生了。"

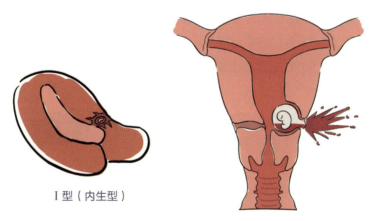

Ⅰ型（内生型）

瘢痕妊娠，病灶破裂出血

决定治疗路径

在诊室中，医生轻声安慰董女士，并耐心地向她及其丈夫解释病情和治疗选项。"瘢痕妊娠是一种罕见且风险较高的情况，如果不及时处理，可能会有生命危险。医生建议以下几种治疗方式。

(1) 保守治疗：口服药物流产，但是不一定有效，且可能药流不全，会增加出血、感染的风险。

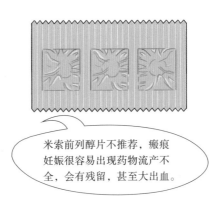

米索前列醇片不推荐，瘢痕妊娠很容易出现药物流产不全，会有残留，甚至大出血。

(2) 宫 / 腹腔镜手术：手术是可以极大可能地切除干净，但可能有术中子宫穿孔、大出血等风险。

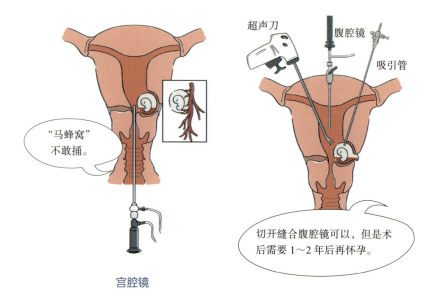

宫腔镜

(3) 介入治疗：对子宫及卵巢血供影响较大。

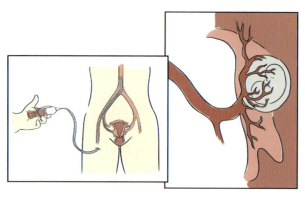

介入栓塞术

(4) HIFU 治疗：可以减少瘢痕妊娠的血供，但需要结合其他手段彻底清除病灶，如清宫或宫腔镜手术。它是一种较为理想的术前预处理手段，无放射性损伤，无痛无创，减少瘢痕妊娠的局部血液供养，方便后续的手术，减少术中大出血的风险，而且术后半年无禁忌就可以备孕。

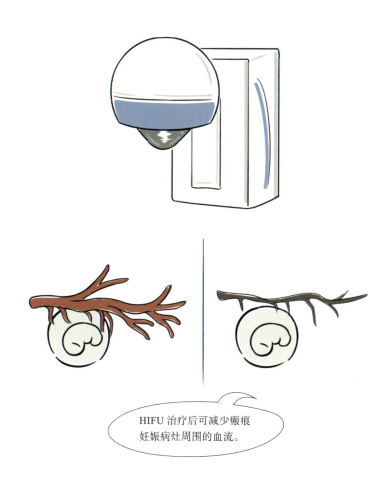

HIFU 治疗后可减少瘢痕妊娠病灶周围的血流。

在医生的详细讲解下，董女士和家人决定采用 HIFU 联合宫腔镜治疗，希望通过这种先进的医疗技术安全的拆除"妊娠炸弹"。

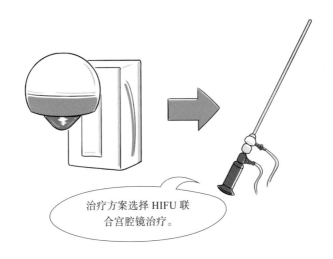

治疗方案选择 HIFU 联合宫腔镜治疗。

HIFU 治疗的转机

在 HIFU 治疗室，董女士躺在专用的治疗床上，随着设备启动，她只感受到轻微的温热感。治疗过程中，医生详细解释了 HIFU 的工作原理，即通过超声波聚焦至病变区域来减少病灶血供。治疗后复查 B 超显示，瘢痕妊娠病灶血流明显减少，后期配合宫腔镜手术治疗，术中病灶视野清晰，且出血很少，手术很顺利，董女士的身体很快恢复了正常。

新生的希望

治疗成功后，董女士的生活质量大为改善，她重新获得了生活的勇气和希望。不久，她惊喜地发现自己再次怀孕，而且是宫内妊娠，这对她和她的家庭来说是一个巨大的喜讯。

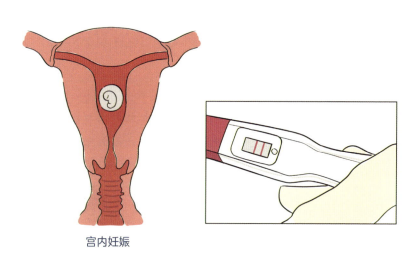

宫内妊娠

未来的展望

董女士的故事在她所在的社区得到广泛关注，成为 HIFU 技术的有力见证。这种技术不仅为她提供了一个无痛的治疗选择，还保护了她的生育能力。随着 HIFU 技术的进一步普及和发展，预计未来会有更多的患者受益于这种无创、有效的治疗方式。医生和患者共同期待，这种治疗可以成为更多复杂妊娠问题的解决方案，帮助患者解决问题，尽快备孕。

科普小博士

1. 什么是瘢痕妊娠？

剖宫产子宫瘢痕妊娠，又称为剖宫产子宫瘢痕异位妊娠，简称瘢痕妊娠，是指受精卵着床于剖宫产子宫切口瘢痕处的一种特殊类型的异位妊娠，属于剖宫产术的一种远期并发症。

2. 瘢痕妊娠有什么危害？

若瘢痕妊娠未经恰当的诊疗，可导致大出血、子宫破裂等并发症，严重影响患者的生育力，甚至生命。

3. HIFU 治疗瘢痕妊娠有什么优势？

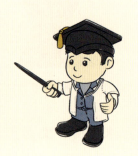

不开刀、不流血，可以阻断瘢痕与孕囊之间的血供，能极大地减少术中大出血及子宫切除等风险。

超声之光：瘢痕妊娠挑战

家中的忧虑

周女士坐在客厅的沙发上，手里捧着一杯温水，脸上写满了担忧。她的丈夫李先生在厨房忙着准备早餐，时不时抬头看向她。"怎么了，亲爱的？"李先生问道。"感觉不太对劲，月经时间到了，但出血断断续续的，不像平常的月经，有点像'假月经'。"周女士皱着眉头回答。她既往剖宫产过一次，还因"稽留流产"进行过一次清宫手术，所以对身体的任何异常都格外敏感。"我们还是去医院检查一下吧，我陪你。"李先生走过来，握住她的手，眼中满是关切。

医院的初步检查

在医院里，周女士和李先生坐在诊室里，等待医生的检查结果。医生看了看她的检查报告说："你的血液性激素 β-hCG 值是 3289.7mU/ml，孕酮是 17.37ng/ml。不过你提到的阴道出血情况不太正常，需要看一下你明天的超声结果。"第二天，周女士突然出现一过性阴道出血，鲜红色血液伴有血块，量多到湿透了一条安睡裤。幸运的是，没有头晕乏力的症状。她立刻打车来到医院。

剖宫产瘢痕妊娠的确认

这次复诊，超声检查显示宫腔下段瘢痕处至宫颈管内有一个约 3cm 的混合回声团块，医生怀疑这是剖宫产瘢痕妊娠（Ⅱ型），便建议："这是一种较为严重的情况，最好立即住院，我们需要进一步讨论治疗方案。"

入院后周女士复查性激素 β-hCG 降到了 498mU/ml，孕酮降至 8.47ng/ml。再次复查，周女士的血性激素 β-hCG 降到了

145mU/ml，孕酮降至 1.35ng/ml，但剖宫产瘢痕处的包块仍旧有 3cm，并且距离膀胱仅仅 1mm。属于妊娠病灶向外生长，周女士的病情逐渐明确。

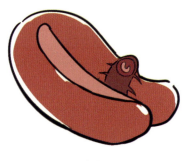

外生型

面临抉择的一刻

在医院的会议室里，几位医生围坐在一起，进行着病例讨论。"目前周女士的情况有几种治疗方案，"一位医生说道，"一是继续观察，但可能有妊娠破裂的风险；二是药物治疗，但也有妊娠破裂风险，且不一定能清除干净；三是手术治疗，包括清宫术、宫腔镜手术和腹腔镜手术，但手术风险较大，且不一定能彻底切除；四是介入治疗，栓塞子宫血管，但可能影响子宫内膜和卵巢功能，进而影响生育功能；五是 HIFU 治疗，这是一种无痛、无创的治疗方法，可以减少出血和治疗病灶，但需要结合宫腔镜或清宫手术彻底清除妊娠病灶。"

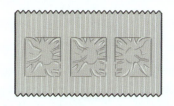

米索前列醇片不推荐，瘢痕妊娠很容易出现药物流产不全，会有残留，甚至大出血。

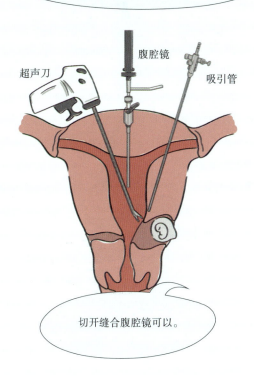

切开缝合腹腔镜可以。

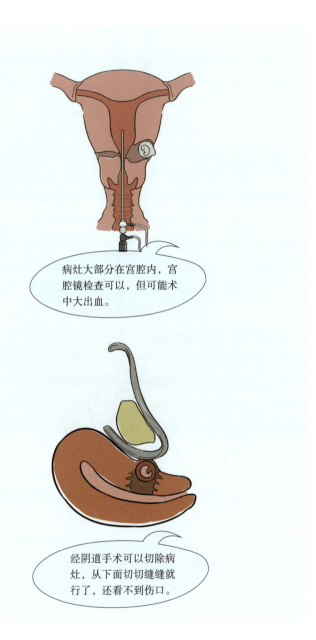

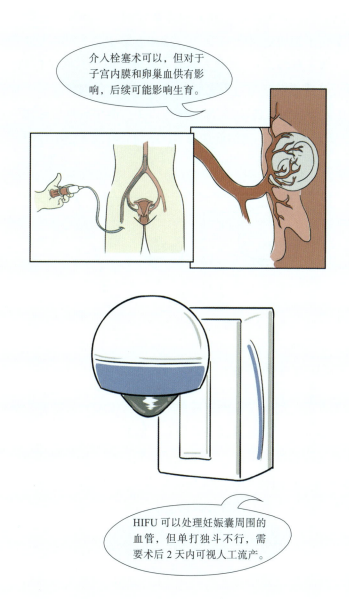

医生们讨论完毕后，将各项方案详细地告知周女士和李先生。李先生关切地问道："医生，这些方案中哪个对我老婆最安全？"医生解释道："这些方案各有利弊，但我们推荐 HIFU 治疗后行可视清宫整个过程无须开刀，不损伤子宫浆膜层，术后3 个月无禁忌即可备孕"。周女士点点头，眼中闪烁着希望的光芒："听起来不错，我们就选择 HIFU 和清宫的无创治疗吧。"

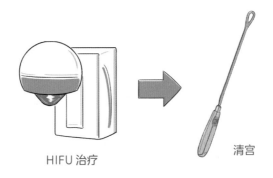

HIFU 治疗　　　　清宫

HIFU 治疗的体验

几天后，周女士来到医院的 HIFU 治疗室。治疗室安静明亮，设备先进，让她感到一丝安心。她躺在治疗床上，医生们忙碌地进行着准备工作。"周女士，放松一些，整个过程不会有任何疼痛，我们会全程监控你的状态。"医生温和地说。周女士深吸一口气，努力让自己放松下来。

"我们正在使用高能量的超声波，使病灶内部的温度升高，导致病变组织发生凝固性坏死，从而与正常肌层剥脱分离。"医生一边操作一边解释。听着医生的讲解，周女士的紧张情绪逐渐缓解，更多的是对治疗效果的期待。1 小时后，治疗结束，

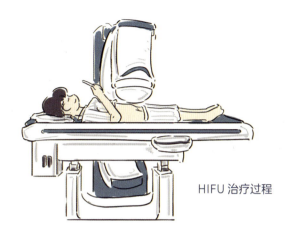

HIFU 治疗过程

医生微笑着对她说："治疗非常顺利。明天准备在人工流产手术室直接做清宫术，不用进腔镜手术室打麻醉做宫腔镜了。"

周女士问："医生，隔壁患者和我一样是剖宫产瘢痕妊娠，为什么她需要全麻宫腔镜，我就不用呢？"医生笑着解答："周女士，你这次怀孕虽然位置不好，但是 hCG 自己都在下降，从3000mU/ml 以上降到约 100mU/ml，属于流产型，HIFU 治疗消融满意，妊娠囊周边血流已经完全看不到了，刚刚治疗一结束，在超声下评估，你可以直接清宫。而你隔壁的患者，因为 hCG 每毫升高达数万毫单位还在一直上升，妊娠病灶的血流非常丰富，有点像马蜂窝，做了 HIFU 明显少了但还有些血流，所以需要做宫腔镜，准备镜下电凝止血，你的情况比她好。如果把瘢痕妊娠比成'蜂窝'，她是'满巢'，你是'空巢'。这对你是个好消息，会更快、更省钱。"

第二天，周女士在人工流产手术室接受了超声引导下清宫术，手术非常顺利，5 分钟结束，出血仅 5ml，周女士当天就出院了。

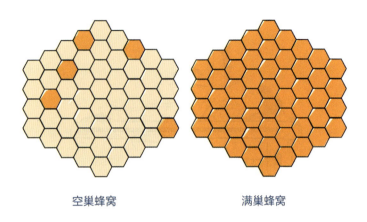

空巢蜂窝　　　　　　　　满巢蜂窝

治疗后的显著改善

　　治疗后周女士定期回医院进行复查。每次检查结果都显示她的病情在逐步好转。1 个月后她的月经恢复正常，阴道出血的情况也没有了。"医生，我是不是已经好了，可以恢复运动了？"周女士在复查时对医生说道。"这是一个好消息，今天复查一次超声，观察一下子宫恢复情况，没残留的话，这次月经干净就能恢复夫妻性生活了，记得避孕半年，让子宫休息一下。"医生微笑着回应。

前景展望

　　未来，随着医学技术的不断进步，HIFU 这种先进的治疗方法将被更多的患者和医生所认可和选择。HIFU 为像周女士这样的剖宫产瘢痕妊娠患者提供了一种更为安全、高效的治疗手段，为她们带来了希望和健康。

科普小博士

1. HIFU 联合清宫术治疗剖宫产瘢痕妊娠的优势。

当胚胎着床在子宫的剖宫产瘢痕处时，特别是着床位置较为特殊或胚胎组织较大时，直接进行清宫手术可能会面临清除不干净，以及大出血的风险。此时，通过 HIFU 治疗可以破坏胚胎种植在瘢痕处的血运，使妊娠组织失去活性并凝固坏死，有利于妊娠组织与周边组织的分离，从而极大地减少清宫术中出血的风险，降低转为大手术的概率。

2. 剖宫产瘢痕妊娠治疗后多久可以备孕？

一般来说，如果术后无腹痛，无异常出血，月经恢复正常，建议半年后备孕。

3. 剖宫产瘢痕妊娠分为哪几型？

一般来说，剖宫产瘢痕妊娠可以分为三种类型。

Ⅰ型：孕囊只有少部分着床于切口瘢痕处，大部分位于切口外，残存基层的厚度大于 3mm。

Ⅱ型：孕囊至少一半在切口内，小部分在切口外，瘢痕处残存基层的厚度小于 3mm。

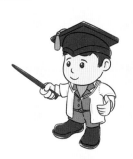

Ⅲ型：孕囊全部着床于切口瘢痕内，并向膀胱方向外凸，残存肌层缺失或厚度小于 3mm。

第 6 章

胰腺肿瘤与 HIFU

胰腺作为人体消化系统的重要器官，具有分泌胰液和调节血糖的双重功能。然而，胰腺也容易受各种病变的侵袭，特别是肿瘤性疾病。胰腺肿瘤主要包括胰腺癌、胰腺神经内分泌肿瘤和胰腺假乳头状瘤等，这两类疾病在临床表现、诊断和治疗策略上都有显著差异。

胰腺癌是最常见且最具侵袭性的胰腺恶性肿瘤之一，其发病率和致死率在全球范围内不断上升。流行病学数据显示，胰腺癌的发生与多种因素有关，包括遗传背景、环境暴露和生活方式等。胰腺癌早期症状不明显，通常在晚期才被诊断，因此预后较差。其典型症状包括黄疸、体重减轻、腹痛和食欲不振。黄疸的出现常提示肿瘤已经压迫或侵犯胆管，导致胆汁流出受阻。体重减轻和食欲减退则与胰腺功能受损和代谢紊乱有关。由于胰腺位于腹腔深处，肿瘤早期难以通过常规体检发现，导致大多数患者确诊时已属晚期。

传统的治疗方法包括手术切除、化疗和放疗，但这些治疗方法的效果有限且不良反应显著。手术切除是胰腺癌唯一可能的治愈手段，但仅适用于早期诊断且无远处转移的患者。即使手术成功，术后复发率仍然较高。化疗和放疗作为辅助治疗手段，能够在一定程度上延缓疾病进展和缓解症状，但无法根治肿瘤。近年来，靶向治疗和免疫治疗逐渐成为研究热点，通过针对肿瘤特异性分子和免疫逃逸机制，探索更为有效的治疗途径。

随着医学技术的进步，超声引导下的微创手术和新型化疗药物在胰腺肿瘤的治疗中逐渐显示出潜力。其中，HIFU 作为一种新兴的无创治疗手段，正逐渐显示出其在胰腺肿瘤治疗中的巨大潜力。HIFU 利用高频超声波在肿瘤组织内聚焦产生高温，从而实现对肿瘤细胞的精准消融。

HIFU 的治疗原理是通过超声波能量的聚焦，使靶组织区域产生高温（60～100℃），导致肿瘤细胞凝固性坏死，同时尽量避免对周围正常组织的损伤。HIFU 技术的最大优势在于其无创性，即无须外科切口，患者创伤小，恢复快。这对于胰腺癌患者尤其重要，因为胰腺癌的传统手术切除风险高，且许多患者在确诊时已处于晚期，不适合手术。

临床研究表明，HIFU 在胰腺癌治疗中不仅能够有效缩小肿瘤体积，还能减轻患者的疼痛症状，提高生活质量。例如，HIFU 技术可用于缓解晚期胰腺癌患者的腹痛，通过超声聚焦使疼痛神经末梢失活，减轻患者的痛苦。此外，HIFU 还可以作为一种辅助治疗手段，与化疗或放疗联合应用，进一步增强治疗效果。

此外，HIFU 在胰腺肿瘤的治疗中还具有其他潜在应用。例如，对于胰腺癌伴有肝转移的患者，HIFU 不仅可以处理胰腺肿瘤，还可以同时针对肝转移灶进行治疗，实现多靶点同步消融。这种多靶点治疗策略，结合 HIFU 的高精度和低创伤特性，为晚期胰腺癌患者提供了一种新的治疗选择。

本篇章通过案例分析，深入了解 HIFU 在胰腺肿瘤诊断和治疗中的独特优势和实际效果，旨在为临床实践提供更多的指导和参考。胰腺肿瘤的早期诊断和综合治疗是提高患者预后的关键，未来的研究将继续探索 HIFU 技术在胰腺肿瘤中的应用前景，为患者带来更多希望和福音。

直捣胰腺癌，峰回路转

突如其来的风暴

窗外，大雨如注，雷声隆隆。书房里漆黑一片，唯有窗外闪电偶尔撕破黑暗，将银白色的光线短暂地投射进来时，才能借这光亮隐约看到两个人影安静地坐着，仿佛两尊雕塑。桌面上，散落的资料堆中，一份 CT 检查报告显得格外突出，但横竖只能看出几个字来——"胰腺癌"。

"嘟——嘟——嘟——"突然，电话铃声打破了书房的寂静，像是急促的心跳在空气中回响。"嫂子的报告相对乐观，有手术机会。"老张的弟弟正好是外科医生，给出了中肯的建议。闻言，老张眉头稍稍舒展，挂掉电话后，他轻拍着妻子的手安慰道："有希望了，有希望了。"同样身为医生的陈女士明白，手术切除是目前唯一能够根治胰腺癌的办法，有了手术机会已很幸运，然而，考虑手术的高风险、巨大创伤及较高的术后复发或转移率，她还是犹豫了。"那在你们科做放疗呢？"老张看出妻子的顾虑又建议道。陈女士轻轻摇了摇头："放疗不良反应比较多，我这把年纪，还是别折腾了吧。"陈女士的心情极其复杂。作为一名放疗科医生，她对胰腺癌的凶险性有着切身的理解。然而，考虑放疗的不良反应和手术的高风险，她又迟疑了。外面的风雨似乎与她内心的风暴呼应，整晚都异常沉重。

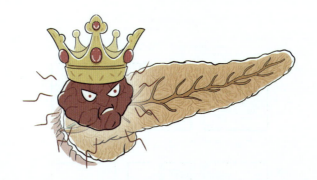

癌中之王——胰腺癌

可能手术切除的胰腺癌仅有 15%

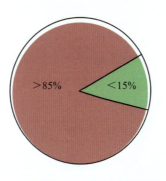

● 手术无法切除　　● 手术可能切除

外科手术的皇冠手术

胰头

十二指肠

远端胃

胆囊

胆总管

近端小肠

标准的胰十二指肠切除术需切除6个部分，切除范围很大

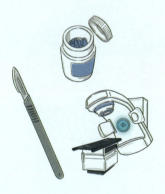

胰腺癌的标准治疗
外科手术切除 + 化疗 + 放疗

十字路口的选择

其实，陈女士很早就知道 HIFU 能够治疗胰腺癌。HIFU 是近 20 年发展起来的肿瘤局部微无创治疗技术，可以达到较好的适形性，不会对周围正常组织造成损害。而且在我国已累计治疗近 1 万例胰腺癌，有效性与安全性均满意，最长者已生存 10 余年，许多学术论文也证实了其疗效。然而，她所在的医院没有继续开展这个项目。于是她开始多方打听，最后来到了另一家医院。

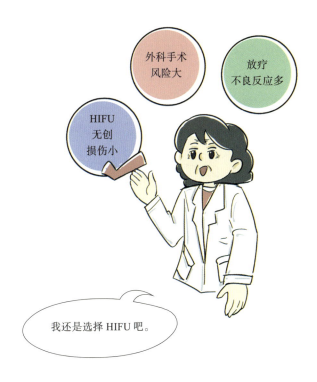

逐渐放晴的天空

HIFU 治疗室，一台先进的 HIFU 设备在陈女士的腹部位置慢慢移动，"我们现在开始定位，可能会感觉到一点凉。"医生的声音传来，手中的控制器上闪烁着一系列复杂参数。看着屏幕上实时成像的肿瘤，医生反复调整参数，设定好靶区点、线后，构建了一个三维的靶区面，这个面覆盖了整个肿瘤区域。"好的，我准备好了。"陈女士声音平稳，尽管心里有些紧张。医生时刻关注着她的反应，说道："现在，我们开始逐渐增加能量。如果有不舒服，随时告诉我。""好的，没什么太大感觉，只是有点刺痛，像做针灸一样。""很好，这是正常的。HIFU 在工作时，将超声波聚焦于体内肿瘤，在焦点处达到较高能量密度，产生高温（65～100℃），使肿瘤组织产生变性或凝固性坏死。"医生鼓励着，"你做得很好，保持放松。"

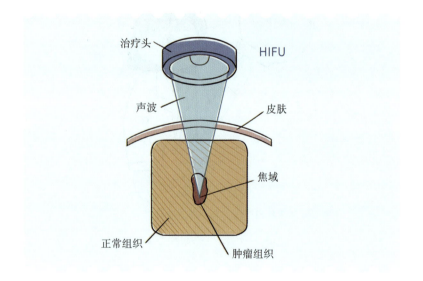

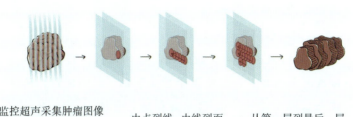

监控超声采集肿瘤图像　→　由点到线，由线到面　→　从第一层到最后一层
进行三维重建　　　　　　依次治疗扫描层　　　　直到整个肿瘤坏死
分层扫描层面

　　第 5 天，治疗接近尾声。"陈女士，你的肿瘤已经得到有效控制，1 个月后复查磁共振情况。"陈女士舒了一口气："谢谢你们，HIFU 这项技术真的很不错。"医生和技术员互相点头，"我们会继续监测你的恢复情况。"这场无创治疗时间简短，但对陈女士来说，它不仅是对抗病魔的一次胜利，更是未来的一份希望。术后 1 个月复查，陈女士肚子没有这么痛了，也没有这么胀了，排便也规律了许多，肿瘤相关指标也有了明显下降。

科普小博士

1. HIFU 在恶性肿瘤中的常见适应证有哪些？

　　HIFU 主要用于治疗不能或不愿手术的实体肿瘤，针对一些难以切除的病灶，主要有胰腺癌、软组织肿瘤、肝脏肿瘤、乳腺癌等，以及具有良好超声通道的腹盆腔或腹膜后实体瘤。

2. 胰腺癌都可以做 HIFU 吗？

HIFU 是否适用于胰腺癌患者的治疗，需要根据具体情况来判断。一般适用于不能手术、疼痛剧烈、胰腺癌术后局部复发、与化疗联合治疗或需姑息治疗的患者等。

然而，HIFU 治疗也有局限性，不适用于以下情况：超声无法清晰显示病灶、合并难以缓解梗阻性黄疸、术后器官粘连、声通道受阻、肿瘤严重侵犯胃肠等。

3. HIFU 联合化疗在胰腺癌治疗中的价值？

HIFU 联合化疗是一种前沿的胰腺癌治疗方法，它结合了 HIFU 的精准定位和化疗的全面攻击，提供了一个多角度打击癌症的策略。

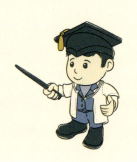

"青睐"年轻女性的胰腺肿瘤

刘女士，44 岁，坐在医院门诊椅子上，手里紧紧握着一份检查报告。她的脸上写满了焦虑和不安，眼神中透露出对未来的迷茫。她望着门诊医生，期待着能从医生那里得到一丝希望。门诊医生是一位中年男性，身着整洁的白大褂，鼻梁上架着一副金丝眼镜，神情专注而沉稳。他接过刘女士手中的检查报告，仔细翻阅后缓缓抬起头，目光温和却带着一丝凝重，语气平稳地说道："你的胰腺肿物已经不小了。"刘女士听后心中微微一紧，但她很快调整了情绪，轻轻点了点头，努力让自己保持冷静。医生告诉她超声检查显示胰头占位病变。然而，事情并没有那么简单。

胸腹 CT 显示，除了胰腺，肝内也有多发巨大转移瘤。她的心中涌起了一股莫名的恐惧，"该不会是'癌中之王'胰腺癌吧？"想到这，她仿佛被一只无形的手紧紧攥住，喘不过气来。她的思绪开始混乱，眼前浮现出家人担忧的面孔，想象着他们得知这个消息后的悲痛，以及孩子没有了妈妈，妈妈没有了女儿的生活。她的心中充满了愧疚和自责，觉得自己成了家人的负担。随后，她接受了超声内镜引导的胰腺肿瘤穿刺活检。"幸运"的是，她所患的是胰腺实性假乳头状肿瘤，特殊的是她的肿瘤组织免疫组化显示孕激素受体阳性，考虑可选择高效孕激素口服的内分泌治疗，对肿瘤有抑制作用，医生戏称为"胰腺女儿瘤"。于是她接受了一次治疗，但治疗期间胃肠道反应极大，让她痛苦不堪。化疗后复查，肝内多发转移瘤甚至较前增大。

现在，她坐在门诊室里，面对着这位严肃的医生，她知道，自己的病情很不乐观。她紧紧地握着拳头，努力让自己保持冷静，然后鼓起勇气问道："医生，我该怎么办？"门诊医生看着刘女士，语气坚定地说："你的病情虽然严重，但这个肿瘤'胆子'很小，不需要太猛的治疗。我们需要对你的病情进行详细的分析，选择最适合你的治疗方案。"刘女士看着医生，眼中闪烁着期待的光芒。她知道，这是她唯一的希望。医生综合考虑之后，决定对于胰腺肿瘤进行 HIFU 治疗，肝内肿瘤采取 HIFU 联合消融的治疗方式。通过消融显著降低肿瘤负荷之后，同时联合激素治疗。

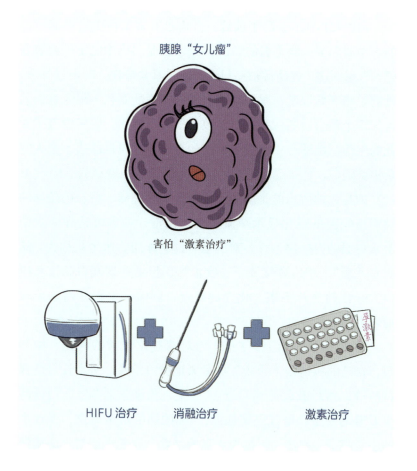

胰腺"女儿瘤"

害怕"激素治疗"

HIFU 治疗　　消融治疗　　　激素治疗

在 HIFU 治疗室内，刘女士躺在治疗床上，医生们围在她的周围。医生一边操作着仪器，一边向刘女士解释着治疗的原理和过程。治疗 3 个月后，刘女士的身体状况明显好转。复查结果显示，肝内和胰腺肿瘤都明显坏死、缩小。刘女士看着复查结果，眼中闪烁着喜悦的泪花。她知道，自己的坚持没有白费，医生们辛苦的治疗也没有白费。再次复查时，医生看到因为激素治疗微微发福的刘女士，半开玩笑地说她胖了不少。而刘女士却显得非常开朗，她坦然地回应道："只要身体健康，胖一点又何妨！再者，我这是在'负重前行'啊！"医生对她的乐观态度表示赞赏，并竖起了大拇指，说："真棒！通常情况下，肿瘤会使人的食欲减退，患病期间会逐渐消瘦。你的情况，真可谓是'幸福的烦恼'啊！"刘女士看了看自己的腹部，笑着说道："没错！能吃就是福！"

刘女士的故事，让我们看到，对于特殊部位和类型的肿瘤，HIFU 依旧能发挥很大的价值。它不仅为患者提供了一种无创、无痛的治疗方法，更为他们带来了生的希望。展望未来，我们相信，HIFU 将在胰腺原发和转移性肿瘤治疗中发挥更大的作用，为更多的患者带来健康和希望。

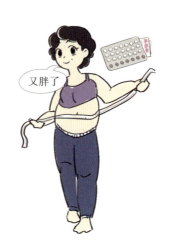

科普小博士

1. 什么是胰腺实性假乳头状瘤？

胰腺实性假乳头状瘤是一种低度恶性肿瘤，相对罕见，其发病率在全部胰腺肿瘤和胰腺外分泌肿瘤中分别占 1%～2%、0.2%～2.7%，好发于年轻女性，早发高峰在 28 岁，晚发高峰为 62 岁，男性发病率小于 10%。如能手术完整切除，预后良好。

2. 胰腺实性假乳头状瘤的临床表现是什么？

大多数患者通常没有什么症状，多是通过体检发现。在某些情况下，患者可能表现出非特异性症状，如腹部不适、恶心、呕吐、乏力或疼痛等。

3. 如何在影像上诊断胰腺实性假乳头状瘤？

MRI 是诊断胰腺实性假乳头状瘤最有效的无创方法。胰腺实性假乳头状瘤能发生在胰腺任何部位，成人中最常见于胰腺尾部。因其低度恶性的生物学行为，极少引起症状，所以一般发现时体积偏大，具有完整假包膜。

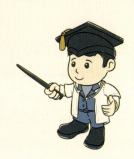

第 7 章

肝肿瘤与 HIFU

肝脏作为人体最大的内脏器官，承担着多种重要的代谢功能，但同时也易受各种疾病的侵袭，尤其是肿瘤。肝脏肿瘤包括原发性肝癌和转移性肝癌，其发病率和致死率在全球范围内均居高不下。肝脏肿瘤的流行病学数据显示，原发性肝癌在许多国家都是最常见的恶性肿瘤之一，特别是在肝炎高发地区。而转移性肝癌则常来源于多种其他恶性肿瘤的转移，如消化道恶性肿瘤、妇科恶性肿瘤等。

肝脏肿瘤可根据其来源和病理特点分为不同类型，如肝细胞癌、肝内胆管癌和转移性肝癌等。每种类型的肝脏肿瘤在临床表现、预后及治疗策略上都有所不同。传统的治疗手段包括手术切除、放疗、化疗和靶向治疗等，但这些方法往往伴随较大的创伤和不良反应，且对某些患者的疗效有限。

HIFU 作为一种新兴的无创治疗手段，逐渐显示出其在肝脏肿瘤治疗中的巨大潜力。HIFU 利用高强度超声波在肿瘤组织内聚焦产生高温，从而实现对肿瘤细胞的精准消融。相比于传统治疗方法，HIFU 具有无创、安全、精确度高的优势，且对周围正常组织损伤较小，显著提高了患者的生活质量。

本章围绕 HIFU 在肝脏肿瘤治疗中的应用价值，详细介绍几类可治疗的病例，包括肝癌合并肝内多发转移、门静脉癌栓、乳腺癌肝转移（近门静脉）和黑色素瘤肝转移。通过对四个具体病例的分析，展示 HIFU 技术在不同类型肝脏肿瘤中的应用效果和临床价值。

绝处逢生

老兵的不屈

2019 年的春日，一位 94 岁的老革命家和老党员杨爷爷，带着一生的荣光和沉重的病痛走进了医院。他被诊断为"肝癌合并肝内多发转移"，除了癌症，他还患有糖尿病、冠心病和 3 级高血压，而且因心律失常装了心脏起搏器。自从发现这个病情以来，家中的气氛沉重，每个人头上仿佛都顶着一片"乌云"。

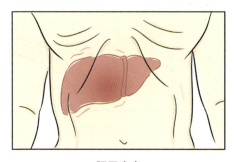

肝区疼痛

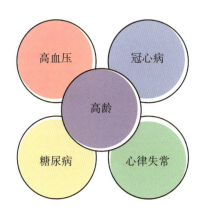

治疗的挑战

在当地医院，杨爷爷接受了经肝动脉化疗栓塞术。

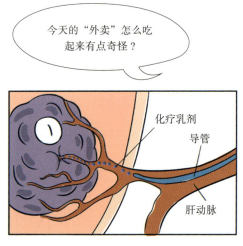

经动脉化疗栓塞术

这种治疗手段是中晚期肝癌的标准治疗之一，创伤小，副作用少。尽管这是一种微创的治疗方式，但由于杨爷爷年龄高，基础疾病复杂，仍然无法耐受，出现了包括发热、呕吐，甚至再次心律失常等情况，后面通过重新调整起搏器，病情才逐渐稳定下来。考虑杨爷爷无法承受手术，放化疗也不再适用。医生们面对这位老战士的病情，感到有些棘手。

新希望的到来

又过了 2 个月，随着病情的进展，疼痛、失眠、消瘦等一系列肿瘤晚期症状严重影响杨爷爷的生活质量，他每天都过得很痛苦。

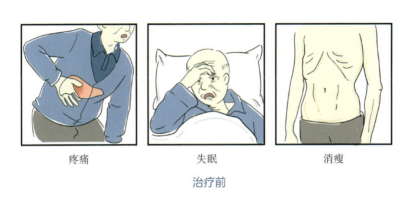

疼痛　　　　　　失眠　　　　　　消瘦

治疗前

转到肿瘤医院后，当时的主治医生组织了多学科会诊，外科主任觉得杨爷爷是肝癌晚期、高龄，又合并这么多基础疾病，不适合手术；介入科主任说不适合介入治疗，因为之前尝试过，杨爷爷无法耐受；消融科主任说没有办法做消融，因为放了起搏器，而且出血风险高；内科主任说杨爷爷目前的情况也无法承受放化疗的"折磨"。杨爷爷和家人又辗转多次，找到了黄教授，教授介绍了一项技术——HIFU。这项技术无痛、无创，还不用"吃射线"，非常适合杨爷爷的情况。经过一番讨论，一家人决定尝试这一最后的希望。

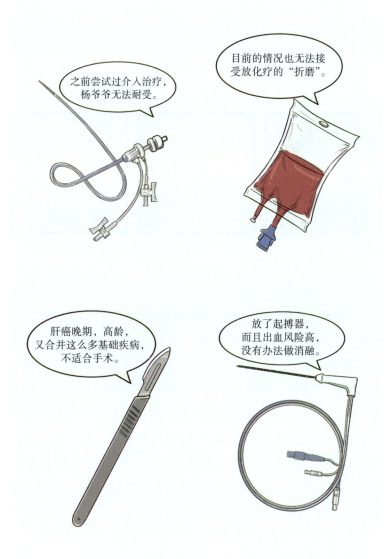

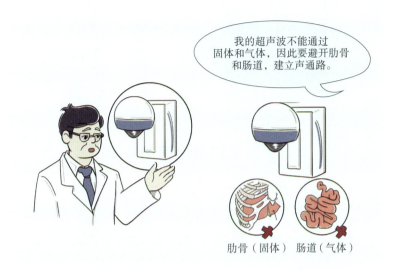

肋骨（固体） 肠道（气体）

HIFU 治疗实录

在医院的 HIFU 治疗室，医生和杨爷爷及家属详细讨论了治疗方案。由于杨爷爷肝脏肿瘤的位置特殊，医生们经过讨论后巧妙选择了经肋间声道对肿瘤进行定位，杨爷爷在没有痛苦的情况下完成了几次 HIFU 治疗。治疗后，他的下腹隐痛明显减轻，睡眠质量也有所改善，胃口变好，肿瘤缩小，肿瘤指标显著下降。全家人对治疗效果感到惊喜和欣慰，对 HIFU 的信任也随之增强。

治疗效果与未来展望

HIFU 不但控制了杨爷爷的病情，还提高了他的生活质量，这个案例反映了 HIFU 在这种特殊的高龄、高危肿瘤患者治疗中的价值，为类似病患提供了新的治疗选择。展望未来，随着更多的研究和技术进步，HIFU 有望在更广泛的肿瘤治疗中发挥更重要的作用。

科普小博士

1. HIFU 治疗肝癌的适应证？

由于肝右叶被肋骨遮挡，HIFU 多用于左叶和肋下的肝癌病灶，但对于一些有声通道的右叶肝癌也有一定的治疗效果。

2. HIFU 治疗在高龄肿瘤患者中的优势？

老年人合并了较多基础疾病，难以接受传统的内外科及放疗科治疗，而 HIFU 可以通过控制肿瘤、缓解疼痛、调节免疫，提高了治疗期的生活质量。

3. HIFU 治疗在提高晚期肿瘤患者生活质量中的作用？

HIFU 通过破坏肿瘤组织，有效控制肿瘤生长和疼痛，显著改善晚期肿瘤患者的食欲、睡眠质量和心理健康。

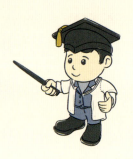

判了"死刑"的门静脉癌栓，怎么办

意外的发现

　　55 岁的韩先生是一位和蔼可亲的老人。一天，他坐在家中，手中拿着最近的体检报告。报告中的 B 超结果显示他的肝脏出现了巨大占位，同时肝内门静脉也受到了侵犯，形成了血管内癌栓，门静脉周围甚至出现了海绵样变性。经过数次介入治疗联合靶向免疫治疗后，肝内肿瘤得到了明显的控制，显示坏死和缩小，但门静脉内的癌栓却一直未见好转，张牙舞爪地从门静脉左支一直蔓延到主干，仿佛认为没有什么治疗能撼动它的地位。

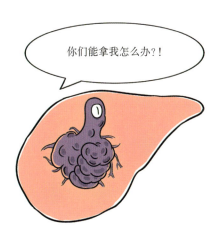

HIFU 的希望

在多次尝试传统治疗手段后，效果都不理想，韩先生的主治医生在医院组织了多学科会诊。外科主任分析，血管长满癌栓并已蔓延到门静脉主干，无法进行手术，除非进行肝移植，但这不建议作为当下的首选，所以不考虑手术。介入科主任认为，或许可以尝试介入治疗，但成功概率非常小；如果做粒子植入的话，多针穿刺导致的出血风险可能比较高。最后，介入科主任提出使用 HIFU 的治疗方案。尽管 HIFU 在处理肝内的癌栓时存在技术挑战，但幸运的是这个肿瘤长在肝左叶，通过患者配合特定的体位调整，可以避开肋骨的遮挡，使 HIFU 的超声能量可以到达目标区域，仿佛"上帝关了一扇门，但开了一扇窗"。

韩先生和家人经过权衡后决定尝试 HIFU 治疗。

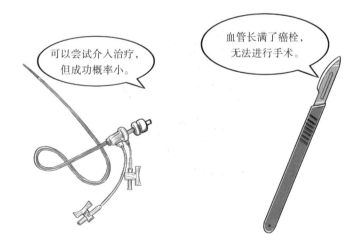

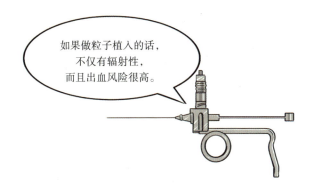

治疗与转机

HIFU 是一种无损伤、无创的治疗技术，特别适合像韩先生这样身体状况复杂的患者。虽然癌栓位于肝内，HIFU 实施起来有一定的难度，但医生巧妙地利用右侧斜卧位，通过剑突下的空间让 HIFU 超声波可以到达肿瘤位置，同时联合全身药物治疗。

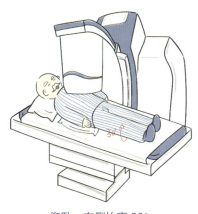

仰卧、右侧抬高 30°

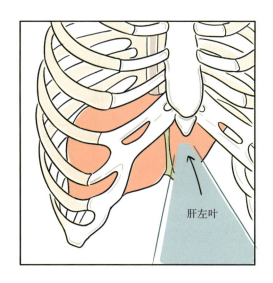

肝左叶

治疗过程中，韩先生逐渐感觉到身体上的不适减轻。在接受了 1 个疗程治疗后，韩先生的病情得到了明显的改善，而且 1 个月后 MR 复查提示门静脉里的癌栓几乎全部消退，这让患者和整个家庭都重新燃起了希望。

医学的光明未来

HIFU 治疗后，韩先生的肿瘤内部坏死明显，病情得到了有效控制，显示出 HIFU 在门静脉癌栓这种特殊部位肿瘤治疗方面的巨大潜力。展望未来，随着技术的发展和普及，HIFU 有望为更多肿瘤患者带来福音。

科普小博士

1. 对于难治性实体肿瘤，HIFU 有什么优势？

临床上，有许多传统方法难以治疗的晚期恶性实体肿瘤，会给医生和患者带来巨大的挑战。然而 "峰回路转时"，HIFU 在这种情况下的作用得天独厚，绿色无创，仅通过声波就可以达到缩小肿瘤的目的。

2. HIFU 可以用于所有的肿瘤吗？

HIFU 主要利用高能量超声波进行治疗，对于一些位置比较深，又有骨头遮挡的肿瘤，HIFU 难以发挥作用。比如在肝癌中，HIFU 主要用于左叶的肝癌。

3. 肝癌患者接受 HIFU 治疗后一般多久复查？

肝癌患者经局部治疗后，通常会在 1 个月后进行复查。其中增强磁共振检查可提供更高的软组织分辨率，相较于 CT 可以给出更多的信息。

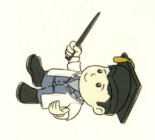

乳腺癌肝转移

初诊的漠然

50 岁的马女士，一向很乐观，从手中的检查报告得知患有右侧乳腺癌，她很冷静地接受了这个消息。她想："什么癌，我这么健康，肯定没事儿。"因此，她在初期并没有重视，1 年内的治疗显得松散且不规律。1 年后，原本的肿瘤明显增大。这一次，她不得不正视现实，决定到医院接受正规治疗。

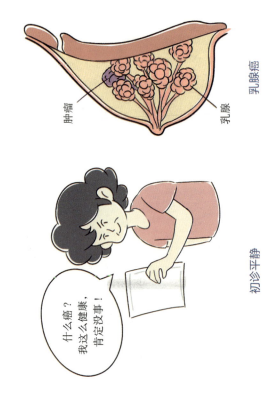

乳腺癌

肿瘤

乳腺

初诊平静

什么癌？
我这么健康，
肯定没事！

积极的治疗

在医院，马女士接受了手术切除和术后放疗。随后，她坚持进行化疗，病情得到了控制。然而在 2 年后，医生发现她的淋巴出现了转移癌。尽管这一消息令人沮丧，马女士并没有放弃，她再次接受了放化疗联合治疗，病情最终得到控制。

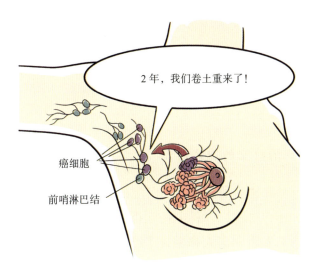

乳腺癌，淋巴结第一次转移

不幸的是，又过了 2 年，超声检查发现她的肝部有转移癌，在超声引导下行穿刺活检病理报告提示腺癌，然而这个病灶在 MRI 和 CT 检查中均未检出，因为紧邻着周围肝内大血管（门静脉）导致影像显示不佳。面对这一连串的打击，马女士和家人感到焦虑和担忧。

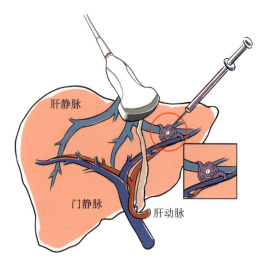

超声引导下行穿刺活检提示腺癌

HIFU 治疗室的决定时刻

在面对肝转移的威胁时，医院的多学科会诊为马女士提供了多种治疗选项，外科主任觉得可以做手术切除肝转移病灶，但是马女士和家人都觉得"已经做了一次手术，切除了乳房，不想再做手术了"。介入科主任说乳腺癌的肝转移是乏血供肿瘤，做不了栓塞，就算做了效果也很差。消融主任说这个部位在 CT 或 MRI 下看不到，而且位置也很危险，做消融风险很高。最终，介入科主任提出了使用 HIFU 治疗，这是一种无放射性伤害、无痛无创的治疗方法。马女士对于再次手术感到畏惧，她和家人决定尝试 HIFU 治疗，希望这能带来转机。

在接受 HIFU 治疗的过程中，医生详细向马女士解释了治疗的原理和步骤。治疗室内，设备缓缓启动，马女士躺在治疗床上，医生通过实时监控，调整了超声波的强度和焦点。医生向马女士解释了如何通过 HIFU 精确地靶向肿瘤细胞，促使其坏死而不影响周围健康组织。几次治疗下来，马女士的疼痛感也有了显著减轻。

生活的光明

经过 HIFU 治疗后，马女士的肿瘤得到有效控制。治疗不仅带来了生理上的改善，更重要的是给了马女士重新生活的勇气。马女士的治疗经历是一个鲜明的例子，展示了 HIFU 在现代医学中的重要地位和潜力。展望未来，随着这种技术的进一步普及和发展，预计将有更多的患者受益，HIFU 的治疗价值将被更广泛地认识和选择，改善更多患者的预后和生活质量。

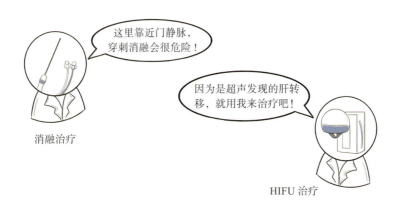

这里靠近门静脉，穿刺消融会很危险！

消融治疗

因为是超声发现的肝转移，就用我来治疗吧！

HIFU 治疗

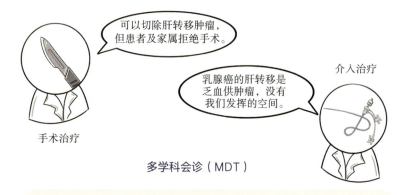

多学科会诊（MDT）

科普小博士

1. 什么是门静脉系统？

门静脉由肠系膜上静脉和脾静脉汇合而成，随后穿过肝十二指肠韧带进入肝脏。其路径沿着肝固有动脉和胆总管的后方向上延伸至肝门，随后分为两支进入肝左叶和肝右叶，并在肝内分支多次，最终汇入肝血窦，即肝内毛细血管网。正常肝组织血供70%～80%为静脉供血；而肝细胞癌血供95%以上由动脉供血，这也是肝细胞癌经导管动脉化疗栓塞的基础。

2. 超声诊断在本病例中的价值

尽管MR的软组织分辨率远高于超声，但是由于超声诊断是动态观测，对于部分特殊部位转移瘤，可以提供非常好的诊断，同时还可在B超下进行治疗，因此在此病例中有很高的诊治价值。

3. 乳腺癌群体的心理疏导

社会需要关注乳腺癌群体的心理健康。由于乳腺癌会影响体内激素分泌，患者情绪通常比较容易波动，多有焦虑、恐惧心理，女性患者对身体形象要求较高，如果手术切除乳房，还容易产生自卑心理。因此心理的辅导对这个群体来说非常重要，积极正向的情绪有利于控制肿瘤发展。

4. 乳腺癌的筛查

原则上女性应从 20 岁起每月进行乳腺自查；对于有乳腺癌高危因素 (如乳腺癌家族史、未育或 35 岁以上初产妇、月经初潮 ≤12 岁等) 的女性从 35 岁起开始每年着重检查乳腺；其他女性从 40 岁起应定期接受乳腺 B 超联合钼靶检查；45 岁以上女性可每 2 年进行 1 次钼靶筛查，对于部分致密型乳腺，结合超声仍有必要，以便早期发现乳腺癌。

农村女性"两癌"筛查项目是 2019 年国家基本公共卫生服务项目新纳入的内容之一。35—64 岁已婚女性可参与"两癌筛查"。宫颈癌筛查包括妇科检查、宫颈脱落细胞巴氏检查、阴道镜检查、组织病理学检查或 HPV 检测。乳腺癌筛查包括乳腺临床检查、乳腺彩超和乳腺钼靶机 X 线检查 (目前以超声为主)。希望通过"两癌"筛查达到早发现、早诊断、早治疗的效果。

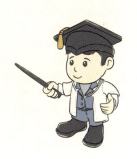

战胜阴影：HIFU击退黑色素瘤的肝入侵

一个阴云密布的上午，59 岁的王女士坐在医院的门诊室，面对着门诊医生。王女士手里紧握着一份 CT 检查报告，上面的字迹像是对她命运的无情注解。多年前诊断出的黑色素瘤，曾经试图通过化疗来治疗，但剧烈的疼痛让她不得不中断。现在，疾病已经转移到肝脏，前路似乎越来越窄。"王女士，我们尝试过多种方案，但目前来看，肿瘤细胞已经转移到肝脏，我们已经尽力了。"医生语气沉重，目光同情而真诚。王女士点了点头，心中却涌起一股不甘，"总有别的办法吧，医生？"

正当两人陷入沉默时，医生建议结合多学科的力量，看看有没有更好的办法。

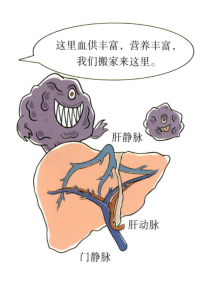

肝转移原因

1. 肝脏是营养物质代谢的主要器官，血供非常丰富，肿瘤细胞可随着血液循环，跑到肝脏扎根生长。
2. 肝脏里面的营养物质是最丰富的，癌细胞到达肝脏可以汲取肝脏里面的营养物质，癌细胞容易生长。

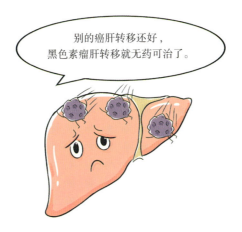

肝转移穷途末路

孤注一掷：HIFU

在多学科会诊过程中，有专家建议："王医生，我们是否可以考虑使用 HIFU 联合 PD-1 抑制剂？尽管这在当前的医学

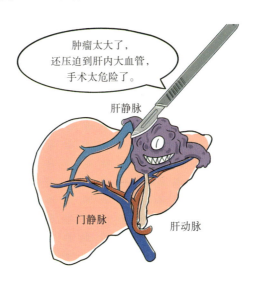

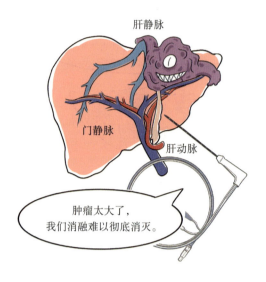

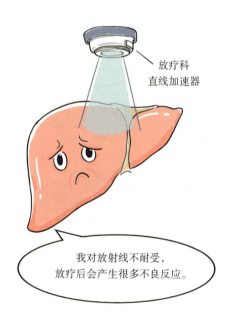

文献中尚无高级别证据支持，但我认为值得一试。"专家的提议引起了一阵热烈的讨论，最终得出结论——可以尝试。

　　主管医生告诉王女士多学科会诊的结论："HIFU，即高强度聚焦超声治疗，可以利用其独特的空化效应和免疫效应，在不伤害周围正常组织的情况下，精准地破坏肿瘤细胞。"王女士眼前一亮，说道："那我们开始吧。"几天后，王女士躺在 HIFU 治疗室的治疗床上。年轻医生耐心地向她解释治疗的步骤和原理。治疗开始了，机器发出轻微的嗡嗡声。王女士闭上眼睛，心中既充满了对未知的畏惧，又心怀一线希望。几周后，随着几次治疗的进行，医生们也在观察王女士的反应。初步的结果让人鼓舞，王女士的肝脏肿瘤似乎有所缩小。

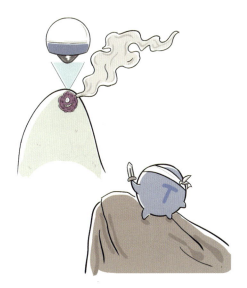

HIFU 治疗的免疫效应

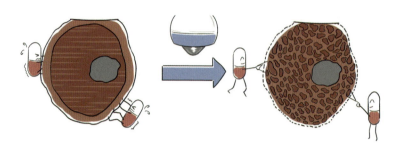

HIFU 治疗的空化效应

几个月后，王女士站在医院的走廊里，面带笑容。她的最新检查结果显示，肝脏的肿瘤显著减小并坏死，更让她兴奋的是，医生告诉她没有被治疗的肝内其他部位肿瘤也有明显的缩小，说明 HIFU 联合免疫治疗发挥了远隔效应，使远处肿瘤也得到了治疗。王女士的生活质量得到了极大的改善，她感激地对医生说："有时候最后的尝试或许就是最好的希望。"

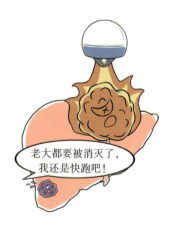

HIFU 治疗的远隔效应

这个病例为未来的医学研究提供了新的方向，展示了在传统治疗无效时，创新技术 HIFU 的巨大潜力。对于黑色素瘤肝转移的治疗，HIFU 已经成为一个有希望的选择，改变了许多人的命运。而对医学界而言，这只是开始，未来还有更多的可能性等待着探索。

科普小博士

1. 我国的恶性黑色素瘤和西方国家的一样吗？

不一样。西方国家的黑色素瘤发病率较高，多数为皮肤型；而在中国，多数黑色素瘤为肢端型，常见于四肢末端，预后相对更差。

2. 黑色素瘤出现肝转移该怎么办？

这个要综合考虑患者身体状况。主要采取手术、化疗、靶向治疗和免疫治疗等。其中 HIFU 是一种非侵入性治疗，可精准摧毁肿瘤组织，减少周围组织损伤，有助于控制肿瘤生长，延长生存时间，提供更多的治疗选择。

3. HIFU 的空化效应是什么意思？

超声波的"空化效应"是指亚细胞器中的小气态核与组织中的液体在声压影响下膨胀和收缩的结果。产生的气泡可能会自发坍塌，从而产生机械应力并产生热量，像是在液体中制造了小型"炸弹"，使超声波能够更精准地破坏目标区域。

4. HIFU 为什么能治疗黑色素瘤？

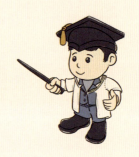

HIFU 用高强度超声波加热肿瘤，使其坏死，过程中释放的物质可激活人体免疫系统，帮助免疫细胞识别和攻击肿瘤，增强抗癌效果。

第 8 章

肾脏肿瘤与 HIFU

肾脏肿瘤是泌尿系统中常见的恶性肿瘤之一，其发病率在全球范围内呈上升趋势。根据世界卫生组织（WHO）的数据显示，全球每年超过 30 万人被诊断为肾脏肿瘤，其中男性的发病率高于女性，男女比例大约为 2∶1。肾脏肿瘤的高发年龄段通常在 50—70 岁。近年来，年轻患者的病例数也有所增加。肾脏肿瘤主要包括肾细胞癌（renal cell carcinoma，RCC）和肾盂癌，其中肾细胞癌占绝大多数，约为 85%。根据组织学特征，肾细胞癌可以进一步分为几种亚型，包括透明细胞癌、乳头状细胞癌和嫌色细胞癌，其中透明细胞癌是最常见且最具侵袭性的亚型。

肾脏转移瘤是指其他部位的恶性肿瘤通过血液、淋巴或直接扩散转移到肾脏的继发性肿瘤，其发病率相对较低，常见的原发肿瘤包括肺癌、乳腺癌、结直肠癌和肝癌等。临床上，肾脏转移瘤多数无明显症状，常在影像学检查中偶然发现，部分患者可能出现血尿、腰痛或全身症状，如体重下降、发热和乏力等，这些症状通常与原发肿瘤相关。

影像学检查是诊断肾脏转移瘤的主要手段，CT 和 MRI 通常显示为多发性、双侧肾脏受累的病灶，边界不清且增强扫描呈不均匀强化，超声则表现为低回声或混合回声肿块。病理学上，肾脏转移瘤常为多灶性，组织学特征与原发肿瘤一致，可通过免疫组化进一步鉴别。

诊断时需结合患者的原发肿瘤病史，确诊依赖病理活检，尤其是影像学表现不典型时。治疗上以原发肿瘤的治疗为主，包括化疗、放疗或靶向治疗，若转移瘤引起严重症状，可考虑手术或介入治疗，同时辅以支持治疗以缓解症状和提高生活质量。由于肾脏转移瘤通常意味着肿瘤已广泛转移，预后一般较差，但具体预后仍取决于原发肿瘤类型、转移范围及患者的整体状况。

　　HIFU 作为一种新兴的非侵入性治疗方法，正在肾脏肿瘤治疗中显示出巨大潜力。HIFU 利用高能超声波聚焦于肿瘤组织，通过热效应破坏癌细胞，同时避免了对周围健康组织的损伤。与传统治疗方法相比，HIFU 具有创伤小、恢复快、不良反应少等优点，尤其在难以手术的病例中，HIFU 提供了一种新的治疗选择。HIFU 的应用不仅限于单独治疗肿瘤，还可以与其他治疗手段结合使用，例如，与靶向治疗和免疫治疗结合，以提高治疗效果。这种多模态治疗策略可以充分利用不同治疗方法的优势，增强整体疗效。HIFU 技术在肾脏肿瘤治疗中的成功应用，得益于其精确的定位和能量控制能力。通过先进的影像引导技术，HIFU 能够准确瞄准肿瘤位置，并在不损伤周围健康组织的前提下，聚焦超声波能量以消融肿瘤细胞。此外，HIFU 治疗过程中无须手术切口，极大地减少了患者的痛苦和术后恢复时间。

　　总而言之，尽管转移性肾癌的治疗依然面临巨大挑战，但随着医学技术的不断进步，尤其是 HIFU 等新技术的应用，患者的预后有望得到进一步改善。转移性肾癌的研究和治疗仍在不断发展中，未来需要更多的临床试验和研究来验证新疗法的有效性和安全性，为患者提供更多、更好的治疗选择。本章将介绍"肝癌肾转移"，以期让大众更加了解肾转移癌。

肝癌肾转移，HIFU化险为夷

于先生的豪宅坐落在半山上，豪宅里有私人花园、游泳池和私人高尔夫球场等设施。内部装饰豪华，宽敞的客厅里，名贵的艺术品和古董随处可见。巨大的落地窗前，整个庄园的美景尽收眼底。在这里，他与家人共度欢乐时光，举办派对，与各界名流分享人生的喜悦。

不幸的是，4年前，于先生被告知患有肝癌，这无疑是他生命中的一道巨大阴影。他调动能想到的资源，终于联系到了国内外享有盛誉的肝移植专家——王医生。经过了近乎完美的肝移植手术后，于先生的身体逐渐恢复。他原本以为，这是生命的转机，未曾想，命运却再次和他开了一个玩笑——肝癌竟然转移到了他的肾脏。面对这一情况，他再次找到了王医生。王医生首先安慰并建议他尝试靶向药物治疗，但疗效并不理想。随后，他又尝试了消融治疗，但在治疗过程中发生了出血，他的生命再次面临危险。幸运的是，在医生们的全力抢救下，他最终从死神手中挣脱出来。经历了这一次次打击，于先生的身心已经疲惫不堪。面对未来的治疗，他再也不想尝试有创方案了。

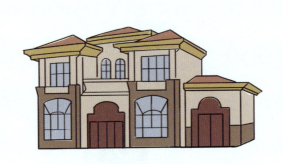

于先生的豪宅

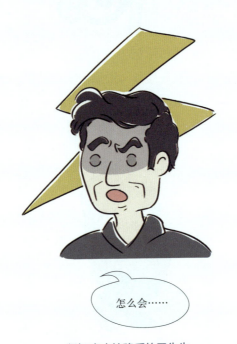

得知癌症转移后的于先生

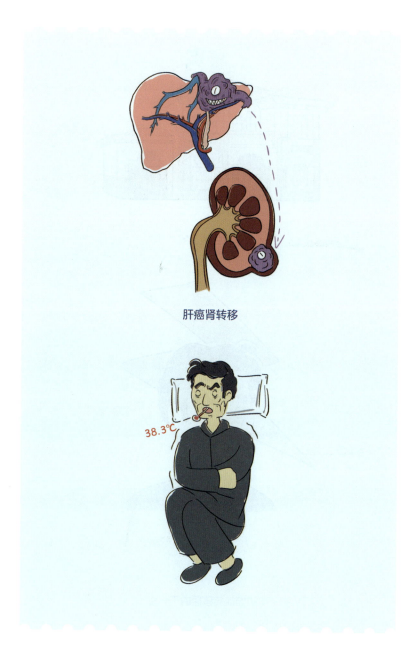

肝癌肾转移

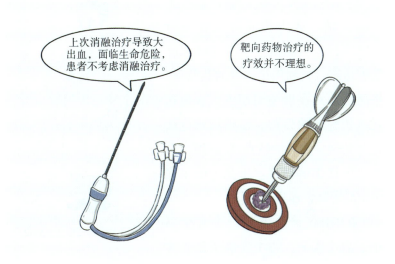

有创治疗方案

　　于先生带着无奈来到医院，再次见到王医生。王医生看着于先生，"肝，我们也换了，靶向、消融也尝试了。这次转移到了肾，确实是个棘手的问题。不过你放心，我会尽我所能帮你治疗的。""谢谢你，老王。我知道你一直在尽力帮我。但是你也知道，我的病情并不乐观，也许，这次真的挺不过去了。"于先生叹了口气，声音中充满了无奈。王医生想了想说："老于，你千万不要灰心。虽然治疗确实困难，但并不是没有希望。有种治疗手段 HIFU，无创、无痛，不用吃药。这可能是目前最适合你的选择了。"王医生又帮忙联系了国内 HIFU 专家——张医生。

张医生对于先生的病情进行了详细评估，认为他非常适合进行HIFU治疗。"HIFU中文名是高强度聚焦超声，它利用超声波的热效应，将能量聚焦在肿瘤组织上，从而达到杀死肿瘤的目的。这种治疗方法具有无创、无痛的特点。"张医生向于先生详细解释着。于先生听了张医生的解释，连连点头。

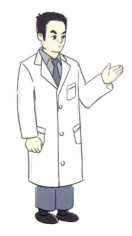

国内 HIFU 专家——张医生

在 HIFU 治疗室里，于先生趴在了治疗床上，心中充满了紧张和期待。张医生和医护人员们调整着参数，时刻关注着于先生的情况。治疗进行了 2 个周期，过程非常顺利。治疗结束后，于先生感到自己的身体有了明显的好转，精神也好了许多。张

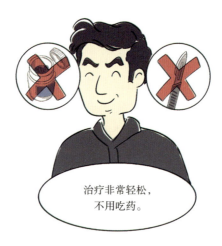

治疗非常轻松，
不用吃药。

选择无创、无痛的 HIFU 治疗方案

医生查床时问："于先生，你觉得怎么样？有没有什么不舒服？""可以说，我已经身经百战，什么治疗都做过了，但是这次的治疗比之前的都要轻松许多。谢谢你们给了我新的希望。"于先生微笑着说。"不用谢，这是我们应该做的。你放心，我们会时刻关注你的情况，及时调整治疗方案。"张医生说。于前听了张医生的话，心中充满了感激。他知道，自己的生命已经得到了延续，这是医学的奇迹，更是医生们的努力。

　　HIFU 作为一种新兴治疗方法，具有无创、无痛的特点。它利用超声波的热效应，将能量聚焦在肿瘤组织上，从而达到杀死肿瘤的目的。这种治疗方法不仅效果好，而且不良反应少，为肾肿瘤转移治疗提供了一种新的选择。

科普小博士

1. 肝癌复发转移，身体有什么信号吗？

- 突然体重下降。
- 不明原因的疲乏。
- 不明原因的发热。
- 疼痛征象，如腹部、右肩疼痛。
- 变成"小黄人"，巩膜、皮肤变黄。

2. 出现了复发转移信号，应该做什么检查？

- 胸腹部增强 CT：增强 CT 能够更清晰地显示肿瘤的位置、大小及是否有新的病灶出现，特别是在肺部和腹部器官中的。

● 颅脑 MRI：如果有头痛、眩晕或其他神经系统症状，颅脑 MRI 可以检测是否有脑转移。

● 骨扫描：骨扫描是一种核医学检查，能检测骨骼中的异常活动，特别是癌细胞侵入骨骼的情况。

3. 肝癌除了会转移到肾脏，还会转移到哪里？

肝癌除了会转移到肾脏，还可能转移到多个部位，包括肺、脑、骨及淋巴结等。

肺部是肝癌最常见的转移部位之一，由于肝脏和肺之间的血液循环联系密切，癌细胞容易通过血液扩散到肺部。

脑部转移虽然相对较少见，一旦发生，通常预示着病情的恶化，患者可能会出现头痛、呕吐、癫痫等神经系统症状。

骨骼是另一个常见的转移部位，肝癌骨转移可导致骨痛、病理性骨折等症状。

肝癌还容易通过淋巴系统扩散至附近的淋巴结，导致淋巴结肿大。

总之，肝癌的转移途径多样，且常常涉及多个重要器官，严重影响患者的预后。

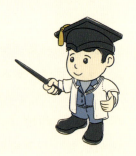

第 9 章

前列腺疾病与 HIFU

前列腺疾病是男性常见的健康问题，尤其在中老年男性中发病率较高。前列腺疾病主要包括前列腺增生和前列腺癌，它们在症状、诊断和治疗方法上各有不同。前列腺增生是良性疾病，但会引起排尿困难和膀胱功能障碍；前列腺癌则严重威胁患者的生命健康。

前列腺增生是最常见的前列腺疾病，主要发生在 50 岁以上的男性。据统计，约有 50% 的 50 岁以上男性患有前列腺增生，在 70 岁以上男性中这一比例更是高达 80%。前列腺增生的主要症状包括尿频、尿急、夜尿增多、尿流无力和尿潴留。前列腺癌是男性第二大常见的恶性肿瘤，仅次于肺癌。全球范围内，前列腺癌的发病率和死亡率逐年上升，特别是在发达国家。前列腺癌的早期症状不明显，通常在疾病晚期才出现骨痛、尿潴留及肾功能不全等症状。

前列腺增生的治疗方法包括药物治疗、微创手术和传统手术。药物治疗主要包括 5α-还原酶抑制剂、雄激素受体拮抗剂、促性腺激素释放激素（GnRH）激动剂等激素治疗。微创手术，如经尿道前列腺切除术和激光手术；传统手术，主要是前列腺开放手术。前列腺癌的治疗方法主要包括手术、放疗、化疗、内分泌治疗和新兴的分子靶向治疗。手术主要是前列腺根治性切除术；放疗包括外照射和近距离放疗；内分泌治疗主要通过抑制雄激素的生成和作用来控制肿瘤生长。

HIFU 是一种新兴的无创治疗手段，在前列腺疾病的治疗中显示出巨大的潜力。HIFU 通过高强度超声波在肿瘤组织内聚焦产生高温，从而实现对病变组织的精准消融。相比传统治疗方法，HIFU 具有无创、精准、安全、恢复快等优势。

HIFU 技术在处理前列腺疾病时，特别适用于以下病例。

1. 前列腺增生：HIFU 能够有效消融增生的前列腺组织，缓解尿路梗阻症状，改善患者的排尿功能。

2. 前列腺癌：对于早期和中期前列腺癌患者，HIFU 可以作为一种有效的无创治疗手段，消融肿瘤组织，减少疾病进展。

以下是两个典型病例的介绍，展示了 HIFU 在前列腺疾病治疗中的应用效果和临床价值。

HIFU：前列腺增生治疗的新希望

李先生，一位刚退休的企业家，一直在寻找能够治疗前列腺增生的方法。他的症状越来越严重，已经影响了他的生活质量。每当夜深人静，李先生都会被尿意频繁唤醒，不得不多次起床上厕所。即使在白天，他也总是感到排尿困难，尿流微弱，这让他倍感尴尬和痛苦。他尝试过各种药物和物理治疗，但效果都不理想。在了解了经直肠无创高强度聚焦超声前列腺治疗后，他决定尝试这种新型的治疗方式。

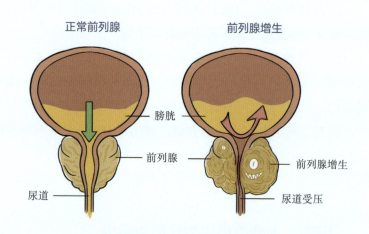

正常前列腺　　　　　前列腺增生

膀胱

前列腺

前列腺增生

尿道

尿道受压

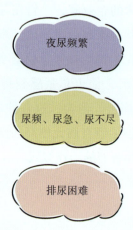

夜尿频繁

尿频、尿急、尿不尽

排尿困难

手术当天，李先生躺在手术床上，心中有些忐忑。他担心手术的风险和疼痛，也担心手术后的恢复情况。HIFU 技术可以通过术前的 MRI 结果对阳性区域或关注的区域预先进行图像融合，从而实现选择性、毫米级的病变治疗。"这种技术真的很先进，"医生说，"我们可以在实时可视化的监视下进行手术，确保只治疗病变组织，对周围正常组织影响很小。"听到这里，李先生心中的不安逐渐消散，他对手术充满了信心。

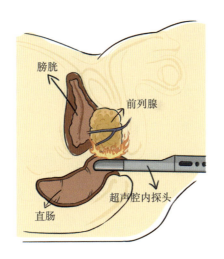

手术进行得非常顺利。医生通过 HIFU 技术精确地对李先生的前列腺增生组织进行了消融，同时保护了神经血管束、尿道和括约肌等重要结构。手术后的恢复也十分迅速，李先生几乎没有感到任何不适。他感叹现代医学的进步，也为自己的决定感到庆幸。

治疗结束后，李先生回到家中。他发现自己不再频繁地上厕所，而且排尿也不再困难了，他的精力逐渐恢复，睡眠质量显著提高。几个月后，李先生回到医院复查。医生告诉他，手术效果非常理想。"这种治疗方法真的改变了我的后半生，"李先生对医生说，"我再也不用担心上厕所的问题了。"医生微笑着点了点头，说："是的，它不仅能够精确地治疗疾病，还能够提高生活质量。"

李先生的经历是许多前列腺增生患者的缩影。他们长期忍受着疾病的折磨，生活质量严重下降。而 HIFU 的出现，为他们带来了新的希望。这种技术不仅能够精确地治疗疾病，还能够有效提高生活质量，让更多患者能够摆脱疾病困扰，重新获得健康和活力。

科普小博士

1. 前列腺增生有什么症状？

● 刺激性症状：尿频、尿急、夜尿增加，甚至出现急迫性尿失禁。

● 梗阻性症状：主要表现为排尿困难，其他症状还包括排尿费力、排尿等待、尿线无力、变细分叉、时间延长、尿末滴沥及尿不尽感。

● 患者白天晚上均遭受梗阻性和刺激性症状的干扰，日夜不得轻松，从而导致患者生活质量严重下降；对于老年患者，前列腺增生有可能诱发其心脑血管疾病，需要引起足够的重视。

2. HIFU 治疗前列腺增生的原理是什么？

HIFU 使靶组织在瞬间达特定温度，增生的前列腺组织细胞被高温毁损，逐渐吸收，使狭窄的尿道再次通畅。

3. 良性前列腺增生会不会演变成前列腺癌？

良性前列腺增生和前列腺癌是两种不同的疾病。良性前列腺增生不会发展为癌症，主要发生在前列腺的移行带，导致尿频、尿急等症状，与年龄和激素变化有关，通常可通过药物或 HIFU 治疗缓解。而前列腺癌则多发生在外周带，细胞异常增殖，可能转移，病因包括年龄、遗传等。

4. 经直肠无创 HIFU 前列腺治疗技术，与传统前列腺癌手术相比，有什么特点和优势？

目前，治疗前列腺癌主要有四种手术方式：传统的开放式手术、腹腔镜手术、机器人辅助腹腔镜手术、HIFU。HIFU 较为先进，最大的特点就是"无创"。该手术方式是仪器探头经直肠通过聚焦的超声波能量来精确破坏前列腺病变组织，手术过程无创、精准、时间短，术后康复快，并发症少。

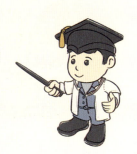

HIFU守护男性"生命腺"

　　城市某个角落有一所老房子，它坐落在一个安静的街道上，被岁月侵蚀得有些斑驳。房子门窗紧闭，室内气氛阴郁而压抑，仿佛连阳光都无法穿透窗帘。房间里弥漫着一股陈旧的气息，书桌上堆满了书籍和散乱的纸张，窗外的风不时地吹动着窗帘，带来一丝丝寒意。在这个封闭的空间里，住着一位77岁的老人。张老是一位退休的大学教授，曾几何时，他的生活充满活力和乐趣。然而，如今他却因为罹患前列腺癌做了手术，生活发生了翻天覆地的变化。由于不得不挂着尿袋生活，他感到极度痛苦。因此，他选择将自己关在这个黑暗的房间里，不愿意见任何人，也不愿意外出社交。

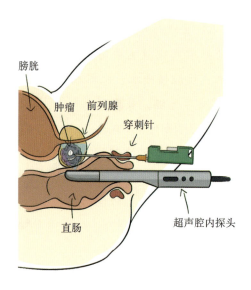

穿刺活检确诊前列腺癌

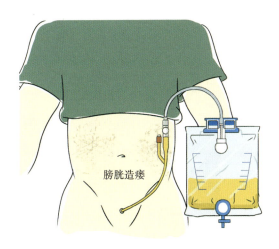

膀胱造瘘

膀胱造瘘挂尿袋

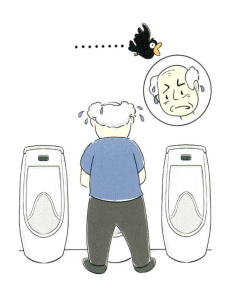

排尿困难

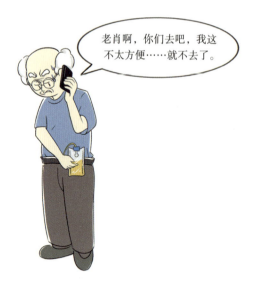

捂着尿袋回避社交

　　有一天，一位学生得知了张老的情况，前来探望。然而，无论学生如何敲门和呼唤，张老都坚决闭门不出。他低头看了看尿袋，觉得自己失去了尊严，不想让别人看到如今这副模样。张老的儿子看到父亲的状况，心中充满了担忧。他知道，如果不采取行动，父亲的情况只会越来越糟。于是，他再次劝说父亲去医院接受治疗。张老的儿子说："爸，我知道您现在很难过，但是我们不能就这样放弃。医学技术在不断发展，一定有办法解决。"

在儿子的说服下，张老终于同意迈出家门。他们来到刘医生的门诊。刘医生评估了张老的基本情况之后，考虑到高龄、高血压等情况，不建议进行传统的手术治疗。他提出了一个方案，那就是使用 HIFU 联合药物进行治疗。

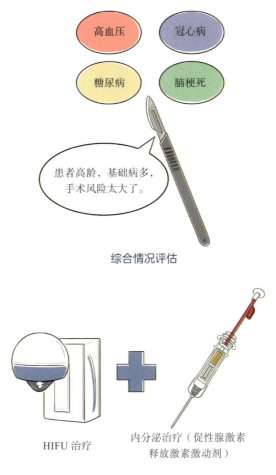

综合情况评估

HIFU 治疗　　内分泌治疗（促性腺激素释放激素激动剂）

HIFU 联合药物治疗

刘医生解释："HIFU 也就是高强度聚焦超声，是一种无创的治疗方法。它通过聚焦超声能量，将热量传递到肿瘤组织内，从而杀死癌细胞。相比传统的手术，HIFU 具有快速、无创、安全等优点。同时，我们还可以结合药物治疗，以达到更好的治疗效果。"然而，张老对这种新兴的治疗方法并不感兴趣，他质疑道："刘医生，我已经是风烛残年了，这种方法真的能够帮助我吗？我害怕白费力气。"刘医生微笑着回答："张老，我理解您的担忧。但是，请您相信科学的力量。我们已经有很多成功的案例，证明 HIFU 治疗前列腺癌是有效的。而且，您的儿子为了您的健康付出了很多努力，您不试试怎么知道结果呢？"在儿子的鼓励和刘医生的耐心解释下，张老最终同意尝试。

HIFU 治疗室，一台巨大的机器静静地等待着张老的到来。张老躺在床上，心中充满了紧张和期待。医生通过控制机器，将超声波聚焦到张老的前列腺肿瘤上。在治疗过程中，张老只感受到了针灸样轻微的疼痛。他看着医生们专注的面孔，心中逐渐充满信心。他开始相信，这种新兴的治疗方法或许真的能够帮助他战胜病魔。治疗了 2 个周期后，张老感到身体轻松了许多，复查超声和磁共振也显示病灶明显缩小，可以自行排尿了，从此与尿袋彻底挥手告别。

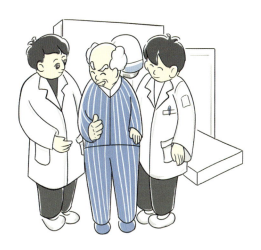

张老彻底告别尿袋

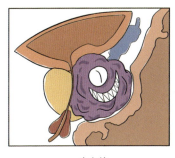

治疗前

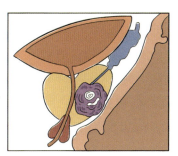

治疗后

经 HIFU 治疗后，病灶缩小

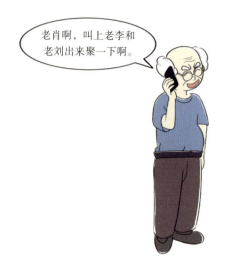

康复后主动社交的张老

　　他回到了家中，打开了房间的门窗，让阳光和新鲜空气重新涌入这个曾经阴郁的空间。

　　他开始与外界接触，与家人和学生分享他的经历和感受。HIFU 治疗前列腺癌的成功案例逐渐被更多人知道。人们开始意识到，得了癌症并不可怕，因为还有缓解和治疗的方法。

　　张老用自己的经历告诉人们，不要放弃希望，相信医学的力量。他的话语激励着更多的人，让他们勇敢地面对病痛，积极寻求治疗。

　　展望未来，HIFU 在前列腺癌治疗中的应用将会更加广泛。随着医学技术的不断发展，HIFU 的治疗效果将会进一步提高，为更多的患者带来希望和康复的可能。张老的故事也将成为医学发展的一部分，激励着人们不断探索和创新，为人类的健康福祉贡献自己的力量。

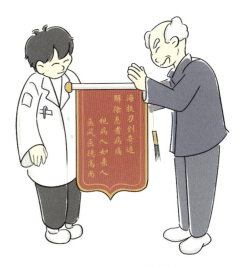

张老满怀感激赠锦旗

科普小博士

1. 哪些人群需要筛查前列腺癌？

- 年龄＞50 岁。

- 年龄＞45 岁且有前列腺癌家族史。

- 年龄＞40 岁且前列腺特异抗原（PSA）＞1ng/ml。

- 携带 *BRCA2* 突变且年龄＞40 岁。

2. 前列腺癌早期筛查手段有哪些？

前列腺超声检查、前列腺特异抗原检测、直肠指诊、基因筛查（*BRCA1/2*）。

3. 前列腺癌的并发症有哪些？

常见的有尿频、尿急、尿失禁、骨痛和性功能障碍，部分患者还会出现排尿困难和血尿等症状。

4. 采用 HIFU 治疗前列腺癌时需要考虑什么因素？

年龄、合并症、患者意愿、是否有外科手术机会等。

第 10 章

腹壁肿瘤与 HIFU

恶性肿瘤腹壁转移是指原发肿瘤通过血液、淋巴或直接扩散转移到腹壁的继发性肿瘤。通常表现为腹壁肿块，可能伴有疼痛或压痛，尤其是在原发肿瘤已知的情况下新出现的腹壁肿块应高度怀疑转移。影像学检查是诊断腹壁转移的重要手段，CT 和 MRI 可以清晰显示腹壁肿块的形态、大小及其与周围组织的关系，增强扫描常表现为不均匀强化，超声检查则有助于初步评估肿块的质地和血流情况。病理学检查是确诊腹壁转移的金标准，通过穿刺活检或手术切除获取组织标本，进行组织学和免疫组化分析以明确肿瘤的来源和性质。

腹壁转移的治疗需结合原发肿瘤的类型和分期，通常采用多学科综合治疗，包括手术切除、放疗、化疗和靶向治疗等，手术切除适用于局部可切除的病灶，放疗可用于控制局部复发和缓解疼痛，化疗和靶向治疗则针对全身性转移。

然而，这些方法在面对晚期转移性腹壁肿瘤时，疗效往往不尽如人意，且可能带来较大的创伤和不良反应。HIFU 作为一种新兴的无创治疗技术，逐渐在腹壁肿瘤治疗中显示出独特的优势。HIFU 通过高频超声波聚焦于肿瘤组织内，产生高温效应，精准消融肿瘤细胞，同时对周围正常组织的损伤较小，显著提高了患者的生活质量。

本章将围绕 HIFU 在腹壁肿瘤治疗中的应用价值，详细介绍几类可治疗的疾病，如膀胱癌腹壁盆腔多发转移、结肠癌腹壁转移、胰腺壶腹癌腹壁转移、胸骨下腺癌（胰、胆来源）、乳腺癌胸背转移。通过这 5 个具体病例的分析，展示 HIFU 技术在不同类型腹壁肿瘤中的应用效果和临床价值。

腹盆壁种植转移，HIFU 来救治

孙先生，虽年过半百，脸上刻满岁月的痕迹，但眼神中却透露出一股不屈的光芒。自从 9 年前被诊断为膀胱癌，他的生活就变成了一场与病魔的持久战。一般来说，膀胱癌少有转移，但意外却偏偏发生在他的身上。这 9 年来，他经历了手术的刀割，化疗的折磨，却始终未能摆脱病魔的纠缠。1 年前，当病情再次恶化，癌细胞在腰肌及盆腔多处种植转移时，他渐渐绝望。一天，"HIFU"四个字映入他的眼帘，这种新型非侵入性治疗方法像一束光照亮了黑暗的世界。他抱着最后一丝希望，来到了这家医院。他充满期待，期待这里的医生能够彻底治愈他的病痛。

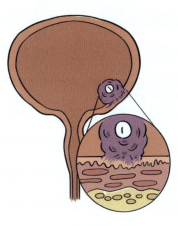

膀胱癌

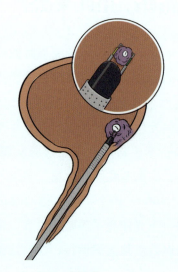

电切术

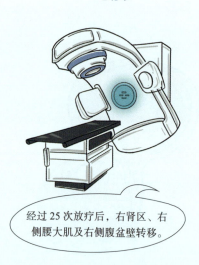

经过 25 次放疗后，右肾区、右
侧腰大肌及右侧腹盆壁转移。

放疗后多发转移

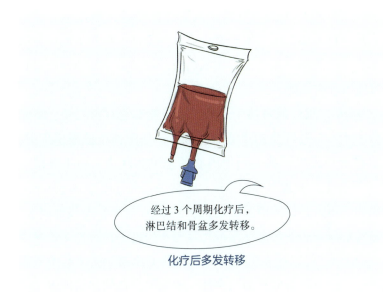

经过 3 个周期化疗后，
淋巴结和骨盆多发转移。

化疗后多发转移

　　在门诊室里，孙先生坐在医生对面，他的身体微微前倾，眼神中流露出对医生的深深期待。他的手中紧握着一份厚厚的病历资料，那是他多年来的求医之路，也是他对抗病魔的见证。医生充分了解孙先生的病情后，给出了联合治疗方案："HIFU 治疗＋射频消融＋动脉灌注化疗"。医生看着孙先生，她能感受到他内心的急切。他知道，像孙先生这样的患者，往往带着非常高的期待，他们期待医学能够创造奇迹，期待自己能够成为那个幸运儿。医生轻轻地叹了口气，他必须让孙先生明白治疗的现实和可能的风险。医生详细地介绍了治疗方案，同时也不忘强调治疗的潜在风险。

医生看着孙先生的眼睛，试图让他理解，治疗是一种尝试，是一种希望，但并不是百分之百的保证。孙先生心中充满了矛盾，他既渴望通过治疗摆脱病魔的纠缠，又害怕治疗过程中可能出现的风险。

"医生，我真的害怕手术的风险，能不能只做一个，不做联合手术？"孙先生的声音有些颤抖，他眼神中透露出忧虑。医生看着孙先生，感受到他内心的恐惧和犹豫。医生缓缓说道："孙先生，我理解你的担忧。任何手术都有风险，这是不可避免的。而且，你的情况比较复杂，HIFU 主要针对浅部病变，消融针对深部病变，灌注是把化疗药物送进去，这三个治疗手段，缺一不可。"孙先生低下头，沉默了片刻。他的心中充满了挣扎，他不知道应该如何选择。他知道自己的病情严重，需要尽快治疗，但他也害怕手术的风险。医生看着孙先生，知道他需要时间来接受这个现实。孙先生抬起头，他的眼神中闪烁着犹豫和期待，问道："医生，如果我选择HIFU 联合治疗方案，成功的可能性有多大？"医生回答："我很难给你一个百分之百的保证。但是，根据我们的经验，这个联合模式会很大程度帮到你。"孙先生听着医生的解释，深吸了一口气，缓缓说道："医生，谢谢你的解释。我明白任何手术都有风险。我也明白这个联合治疗方案是我目前最好的选择。我愿意接受手术的风险，为了生存下去，我愿意尝试一切可能。"

医生轻轻拍了拍孙先生的手，然后说："你的勇气和决心让我钦佩。我们会尽最大努力，为你提供最好的治疗。"孙先生微笑着点了点头，他的眼神中充满了坚定和希望。他相信医生，他相信自己的决定是正确的。他准备好了接受手术的风险，为了生存下去，他愿意冒险一试。在 HIFU 治疗室里，孙先生躺在治疗床上，心中充满了紧张和期待。医生团队开始了治疗，他们用超声波聚焦技术，将超声波能量精准地传递到肿瘤组织，在局部产生高温，从而破坏肿瘤细胞。孙先生的心中充满了希望。治疗结束后，他知道自己的治疗之路还很长，但他相信，有了 HIFU 治疗，他的生命将会得到有质量的延续。随后，他又按照治疗计划接受了射频消融和动脉灌注治疗。他感谢医生及其团队。

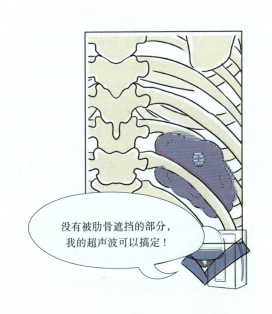

HIFU 治疗浅部肿瘤

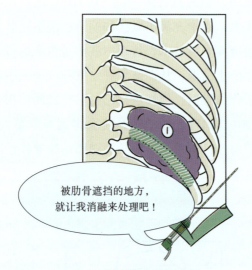

消融治疗深部肿瘤

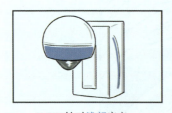

HIFU 针对浅部病变

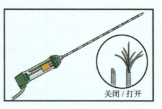

消融针对深部病变

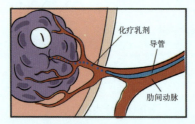

动脉灌注是把化疗药＋PD-1 抑制剂送进肿瘤

联合治疗方案

1 个月后，孙先生复查了 CT。结果显示，肿瘤坏死部分显著增多，肿瘤体积明显减小。他的腰痛得到了改善，生活质量和行走能力也有所提高。孙先生感到非常欣慰，他向医生表达了衷心的感谢。

孙先生的故事告诉我们，即使在面对严重的疾病时，我们也不应该放弃希望。HIFU 治疗为恶性肿瘤腹盆腔种植转移的患者提供了一种新的治疗选择，它为患者带来了新的希望和可能性。他的经历也将激励更多患者，让他们相信，即使在最黑暗的时刻，也有光明在前方。

科普小博士

1. 膀胱癌有哪些症状？

血尿、膀胱刺激征（尿频、尿急、尿痛、排尿困难）、上尿道阻塞、腰痛、下腹部肿块。

2. 膀胱癌可以根治吗？

膀胱癌能否根治取决于病情早晚和扩散情况。早期发现且癌细胞未扩散，积极治疗通常能治愈。若癌症已扩散到其他器官，治疗难度大，治愈机会低。

3. 联合治疗中，HIFU 的作用是什么？

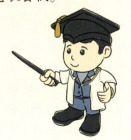

HIFU 对于浅表肿物有治疗优势，同时能有效改变肿瘤微环境，促进药物渗透。

多发腹壁转移，HIFU连续治疗

令人不安的隐痛

在一个宁静的下午，55 岁的叶先生在家中独自一人，感到下腹部的胀痛越来越难以忍受。这种隐痛已持续了 20 多天，甚至伴有便血。一直以来他都是个坚强而不愿意麻烦家人的老人，但这次的身体变化让他不得不重视起来。叶先生感觉事态不妙，他的家人也对此深感不安。在家人的坚持下，他们一同前往医院进行了肠镜检查，检查结果令人心沉："乙状结肠高级别上皮内瘤变，不排除浸润性癌变。"随后的 CT 和 MRI 检查进一步显示肝内多发结节，考虑为乙状结肠癌肝转移。为了确诊，叶先生接受了盆底结节和肝肿物的穿刺，病理结果正式确诊为乙状结肠癌并肝转移，属于晚期癌症，Ⅳ期。病情迅速进展，叶先生被迫接受了一系列治疗，包括化疗、乙状结肠切除术及肝转移瘤切除术。术后，他继续进行化疗以尽量控制病情。

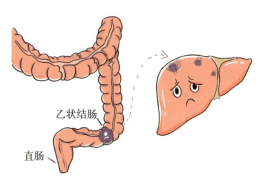

乙状结肠癌肝转移

抗癌路上的艰辛

不幸的是，在术后 4 个月，他的腹壁出现了种植性转移，病情远未得到预期的控制，反而有进一步恶化的迹象。尽管尝试了 12 个疗程的二线药物化疗，但结果依然不尽如人意。随后，尽管叶爷爷的基因检测结果提示这是一个"冷肿瘤"，医生根据研究数据和经验还是选择尝试结合免疫治疗（PD-1 抑制剂）和靶向药物的治疗，然而效果依旧不佳，无法阻挡病情的恶化。最终，不得不转向三线药物化疗，尽管已尽力，命运似乎早已注定，一切的努力尝试都未能扭转局势。

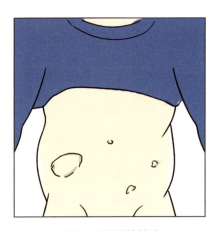

腹壁出现种植性转移

奇迹的发生

在多次失败后，叶先生的主治医生组织了一次多学科会诊，讨论他的病情。各种传统治疗方法均已尝试，效果不佳。

外科、介入科、消融科的专家均表示无法通过常规手段进行治疗。外科主任觉得已经广泛转移了，而且缝合创伤大，不适合手术。介入科主任说腹壁转移，血管很难栓塞。消融科主任说这个腹壁转移难以做消融；粒子植入有辐射，患者拒绝。最后，介入科主任提出了使用 HIFU 结合三线化疗的治疗方案。HIFU 以其无放射、无痛、无创的优势，为叶先生带来了一线生机。经过家人的多方比较和讨论后，他们选择了这一治疗方案。

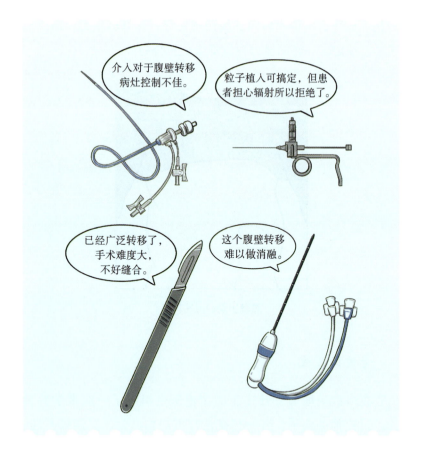

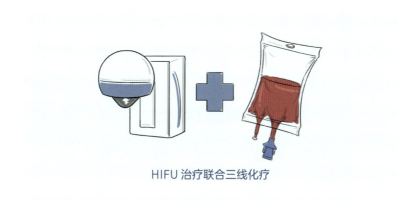

HIFU 治疗联合三线化疗

　　在接受了 HIFU 联合三线化疗后，叶先生的病情出现了显著好转。肿瘤标志物水平下降，肿瘤体积也有所缩小。在 HIFU 治疗室内，叶先生在医生的耐心解释和精心操作下，经历了数次治疗，肿瘤内部开始坏死，病情得到了控制和稳定。这一转变不仅让叶先生重拾希望，也极大地提升了他的生活质量，家人的担忧也逐渐消散。

希望的延续

　　通过这次的治疗，叶先生和家人深刻体会到了 HIFU 在肿瘤治疗中的重要性。在医生的精心护理下，他们战胜了病魔，重新找回了生活的希望。对于 HIFU 技术的应用，他们充满了信心，并期待着未来医学在肿瘤治疗领域更多突破。在科技的推动下，越来越多的患者能够获得有效的治疗，HIFU 作为一种治疗手段，为部分晚期肿瘤患者带来了新的希望。展望未来，随着医学技术的不断发展，相信 HIFU 在肿瘤治疗中将发挥越来越重要的作用。

科普小博士

1. 肠癌容易发生腹壁转移吗？如果发生了转移，预后效果怎么样？

一般来说，肠癌大部分是发生肝、肺转移，很少发生腹壁转移，如果发生了腹壁转移，预后一般比较差。

2. 什么是冷肿瘤？PD-1 抑制剂治疗有效吗？

"冷肿瘤"是指对 T 细胞杀灭作用天然不敏感的肿瘤，对单纯 PD-1 抑制剂治疗效果比较差，现在一般用联合治疗模式，使"冷"肿瘤变为"热肿瘤"，提高免疫治疗效果，HIFU 也是一种重要的改变肿瘤内部免疫微环境的方法。

3. HIFU 给恶性肿瘤患者带来了什么？

在患者绝望之际，HIFU 给他们带来希望和曙光。HIFU 的作用不仅仅是延缓肿瘤进展，甚至治愈肿瘤，更重要的是它给患者吃了一副定心剂，心理上有了极大的正向转变，给一个家庭带来了希望。

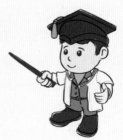

壶腹癌腹壁转移：从医生"束手无策"到创造奇迹

暗影下的挣扎

5 年前，55 岁的张先生不幸被诊断"壶腹癌"，但幸运的是，肿瘤比较局限。他接受了外科手术胰十二指肠切除术。不幸的是，在手术后不到 2 个月就发生了肝脏的 3 处还有腹壁的 1 处病灶转移。尽管如此，家人的不断鼓励和支持让他重新振作起来，他开始尝试包括一至三线的化疗药物和靶向药物治疗。庆幸的是，肝脏的肿瘤完全的坏死了。但是腹壁的肿瘤却在一步一步地逐渐增大，到了这个时候，它的腹壁肿块已经有八九厘米这么大了。肿瘤指标也在不断升高，CA19-9 最高达到 6257U/ml，全家人都忧心忡忡。

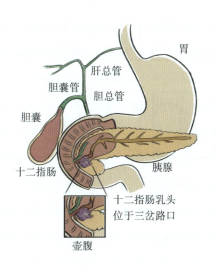

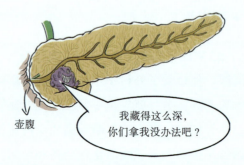

壶腹

壶腹癌藏匿深处

外科手术的皇冠手术

胰头

十二指肠

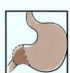

远端胃

胆囊

胆总管

近端小肠

标准的胰十二指肠切除术需切除
6 个部分，切除范围很大

　　家中的氛围凝重，张先生因病情进展而上腹部剧痛，蜷缩在沙发上，疼痛使他无法直起腰来。张先生的爱人握着张先生的手，眼含泪光说："老张，你一定要坚强，我们会一直在你身边的。"他的家人围坐在旁，眼中满是担忧。病痛的突然袭击，让这个温馨的小家充满阴霾。

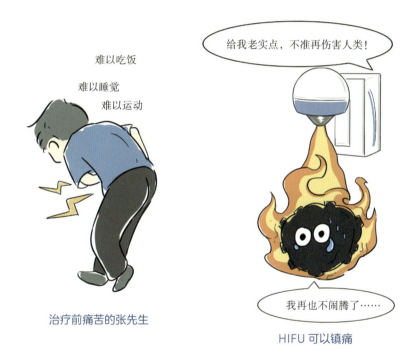

难以吃饭

难以睡觉

难以运动

给我老实点，不准再伤害人类！

治疗前痛苦的张先生

我再也不闹腾了……

HIFU 可以镇痛

最终决策

　　在多次失败的治疗后，张先生的主治医生召集了一个多学科会诊，讨论他的下一步治疗方案。会议上，外科、介入科、消融科和放疗科的专家都表达了各自学科治疗的难点。外科主任觉得病灶已经多发转移了，手术切不干净，没必要进行手术了。介入科主任说这里是乏血管区，栓塞也做不了。消融科主任说这个地方消融不彻底，而且极易损伤周围正常结构，不建议做消融。放疗科主任说这个患者病变区域"张牙舞爪"，非常不规则，而且粒子植入有辐射，需要患者充分的知情同意。内科主任说三线药物都没有效果，其他药物疗效更加有限。最后，介入科主任提出了使用 HIFU。内科主任建议，不妨在做 HIFU 的同时结合靶向药物和 PD-1 抑制剂的新联合治疗方案，有助于血管正常化，类似于肿瘤内部修路搭桥，促进药物更好地渗透。PD-1 抑制剂可以让免疫系统起来干活，达到杀灭肿瘤细胞的作用。

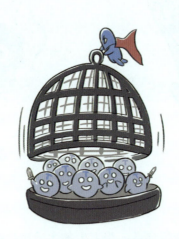

PD-1 抑制剂解除免疫限制

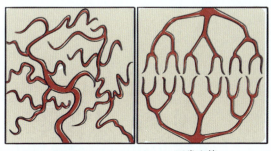

异常血管　　　　　　　正常血管

靶向治疗为了血管正常化

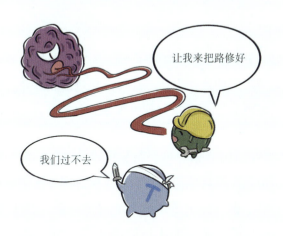

靶向药物搭桥修路

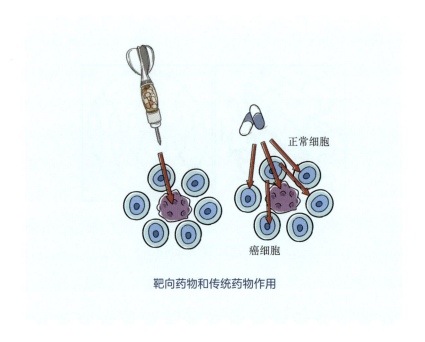

正常细胞

癌细胞

靶向药物和传统药物作用

HIFU 的引入为患者带来了一线生机。它是一种无放射性损伤、无痛无创的治疗方法，还可以促进药物疗效。张先生听了医生的解释后，虽然心中有所犹豫，但最终决定尝试这一治疗方法。

在医院的 HIFU 治疗室，张先生经历了第一次治疗。治疗过程中，他几乎没有感到任何痛苦。医生耐心地解释每一步的原理和操作，张先生的理解和信心逐步增强。HIFU 利用高能超声波精确地破坏肿瘤细胞，同时保护周围健康组织。

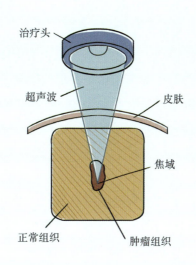

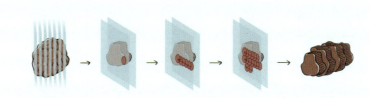

监控超声采集肿瘤图像　　由点到线，由线到面　　从第一层到最后一层
进行三维重建　　　　　依次治疗扫描层　　　直到整个肿瘤死亡
分层扫描层面

HIFU 治疗机制

经过连续 5 次的 HIFU 治疗，加之靶向药物和 PD-1 抑制剂的联合应用，张先生的身体状况明显改善。最让人振奋的是，肿瘤标志物的检测结果居然转为阴性，这在医生和家人看来几乎是个奇迹。随后继续随访长达接近 4 年，肿瘤依然没有复发，显示了 HIFU 联合免疫治疗的强大疗效。

通过张先生的经历，医生和科研人员对 HIFU 在治疗腹壁转移瘤方面的潜力有了更深的认识。他的康复不仅为他自己带来了新生，也为医学界提供了宝贵的经验和数据。

展望未来

随着 HIFU 技术的不断进步和普及，越来越多的患者将有机会从这种创新的治疗方法中受益。张先生的故事成为希望的象征，展示了 HIFU 在对抗恶性肿瘤方面的巨大潜力。在医学光辉的照耀下，或许有一天，所有的"癌中之王"都将被征服。而对于张先生及其家人来说，这一切已经不再是遥不可及的梦想。

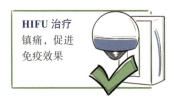

HIFU 治疗
镇痛，促进免疫效果

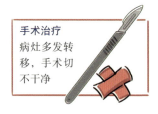

手术治疗
病灶多发转移，手术切不干净

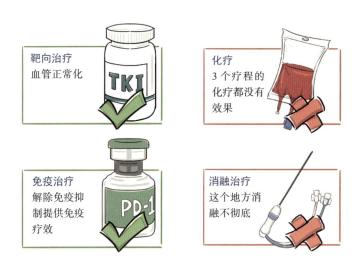

科普小博士

1. HIFU 镇痛

灭活肿瘤，从根本上解除疼痛；缩小肿瘤，减轻神经压迫及刺激导致的疼痛症状；阻断末梢神经，迅速镇痛。

2. 小剂量瑞戈非尼有促进血管正常化的作用

瑞戈非尼是多靶点药物，一方面可以改善肿瘤微环境，使血管正常化；另一方面可以调整肿瘤内部免疫细胞成分，抑制肿瘤相关巨噬细胞表达、调节 T 细胞对毒性 T 淋巴细胞有抑制作用，有调控血糖正常化的作用。

3. PD-1 抑制剂是解除免疫抑制的药物

- PD-1 抑制剂是免疫抑制剂中的一种代表性药物

之一，它的作用是解除被恶性肿瘤的抑制免疫系统，让免疫系统正常工作，杀灭肿瘤细胞。

● 其他免疫分子药物（如 TIGIT、LAG-3、CTLA-4），在未来的抗肿瘤药物起到重要作用。

4. 心理干预

医生和家属帮助患者接受现实，重建信心，配合治疗。情绪、心理会影响人体免疫系统，良好的情绪和心理有利于控制肿瘤，提高生活质量，延长生存时间。

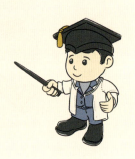

隔腹消"瘤"

意外的发现

刘阿姨是一名社区活动志愿者，她总是笑容满面。某天，她突然感到前胸剧烈疼痛，这种疼痛让她几乎无法站立。她小心地探索疼痛的根源，发现在胸骨下方有一个巴掌大小的肿块。她非常自责，认为要不是胸痛可能一直都没有发现，同时这个发现令她深感忧虑，担心这可能是某种严重的疾病。怀着恐惧与自责，刘阿姨前往医院。检查发现剑突上长了一个肿物。

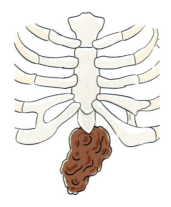

刘阿姨剑突上长了一个巨大肿物

经过手术，肿物被切除，但病理结果显示为腺癌。由于医生反复检查都无法确定肿瘤的具体来源，他们无法制订一个明确的治疗方案，这让刘阿姨及其家人陷入了深深的忧虑之中。

疼痛的回归与化疗的辛酸

1 年后，刘阿姨的术区再次感到剧烈的疼痛，比之前更为严重。补充的免疫组化检查发现，腹壁肿物是浸润性腺癌，倾向于胰胆来源。内科陈主任建议采用胰胆肿瘤的标准三药方案进行化疗。虽然化疗期间刘阿姨只是轻度乏力，但是心理上的压力和身体上的不适让她倍感煎熬。

化疗后的影像学检查显示肿瘤有所缓解，医生随后调整为单药治疗。尽管肿瘤稳定了，刘阿姨的疼痛却未能得到实质性的缓解。

HIFU 带来的希望

为了缓解刘阿姨的疼痛感及控制病情，刘阿姨的主治医生组织了多学科会诊，在多学科会诊中，不同科室的医生对刘阿姨的情况提出了各种方案，但都存在一定的风险和不确定性。外科主任觉得病灶范围大，缝合很难，不建议二次手术。内科主任觉得诊断不明确，目前药物治疗病情稳定，没有必要换药。介入科主任说腹壁血管来源变异，容易误栓正常血管，导致腹壁缺血坏死；消融科主任说这个地方形状不规则，没有办法做消融。放疗科主任说粒子植入可以尝试一下，但是有辐射，可能半年内不能接触孕妇和小孩。最终，介入科主任提出使用 HIFU 治疗，他认为 HIFU 治疗可以精确地作用于肿瘤细胞，而不会损害周围的健康组织，无须担心放射性伤害。刘阿姨孙女在上幼儿园，如果做粒子植入术可能半年内不能见她的宝贝孙女，刘阿姨无法忍受这种分离之苦，多方对比之后选择了HIFU。这种治疗方式可以让她在治疗期间正常地和家人相处。

温柔的治疗

在 HIFU 治疗室，刘阿姨平躺在操作台上，治疗过程中几乎没有不适。医生将 HIFU 的功率调低至 40%，以适应刘阿姨的病情，同时联合口服的低剂量化疗药物。由于很少使用这么低的功率，他们抱着试一试的态度做了几次 HIFU。然而在几个月后，复查结果显示肿瘤内部发生了明显适形性的坏死，疼痛也明显减轻，这让刘阿姨和她的家人感到非常欣喜。

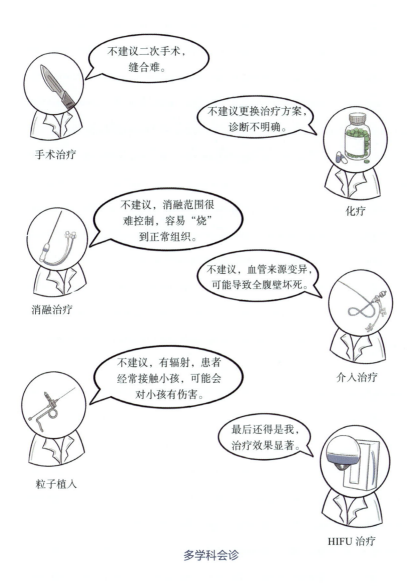

多学科会诊

前景展望

经过 HIFU 治疗，刘阿姨的生活质量得到了显著改善。这个病例成为医院讨论的焦点，展示了 HIFU 在肿瘤治疗领域的巨大潜力。刘阿姨的故事不仅是医学进步的证明，也是对未来治疗技术的一种期待。随着医学科技的发展，HIFU 等创新治疗方法将帮助更多患者像刘阿姨一样重获新生。

科普小博士

1. 腹壁肿瘤 HIFU 治疗后的随访时间？

HIFU 是一种无创治疗方法，腹壁肿瘤 HIFU 治疗术后建议每月复查 1 次，直至腹壁肿瘤完全坏死，痊愈。对于腹壁肿瘤来说，因为相对其他的影像学检查方法来说，MRI 的分辨率比较高，所以相对 CT 来说，MRI 的诊断率更高。

2. HIFU 镇痛

灭活肿瘤，从根本上解除疼痛；缩小肿瘤，减轻神经压迫及刺激导致的疼痛症状；阻断末梢神经，迅速镇痛。

3. 镇痛 "三阶梯"

第一阶梯：轻度疼痛（1 分≤疼痛评分≤3 分），可忍受，睡眠正常，选择非阿片类药物。

第二阶梯：中度疼痛（4 分≤疼痛评分≤6 分），不能忍受，无法入睡，可选用弱阿片类药物。

第三阶梯：重度疼痛（7 分≤疼痛评分≤10 分），被动体位，自主神经紊乱，首选强阿片类药。

4. 营养支持

营养在恶性肿瘤治疗中有比较重要的支撑作用，建议高蛋白、高热量饮食；多喝水，注意水平衡；保持适当的体重和膳食纤维的摄入；必要时可咨询营养师。

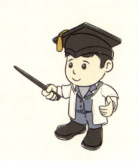

癌性疼痛，HIFU来帮忙

在医院门诊的角落里，43 岁的李女士坐在塑料椅子上，手中紧握着复查的 CT 报告，眼神里透露出一丝焦虑和不安。她刚刚经历了乳腺癌的外科手术和放化疗，原本以为这一切痛苦会随着治疗结束而烟消云散，却没想到仅仅 2 个月后，右侧胸背的胀痛再次让她回到了这里。那胀痛如同一只无形的手，紧紧地抓住了她的胸背。每当疼痛发作时，她只能紧紧地握住床单，咬紧牙关。她曾经试过各种方法来缓解疼痛，但是都无济于事。医生看着复查的 CT 报告，眉头微微皱起，然后转头看向李女士，语气平静而坚定地说道："根据 CT 检查结果，乳腺癌右侧胸背转移的可能性很大，这应该是你胀痛的原因。"李女士的脸上闪过一丝惊恐，她紧紧地握住医生的手，声音颤抖地问："那……那我现在该怎么办？"医生轻轻地拍了拍李女士的手，安慰道："建议先局部治疗缓解症状。首先，我会给你开一些镇痛药，同时安排 HIFU 治疗。"李女士点了点头，眼中带着一线希望。

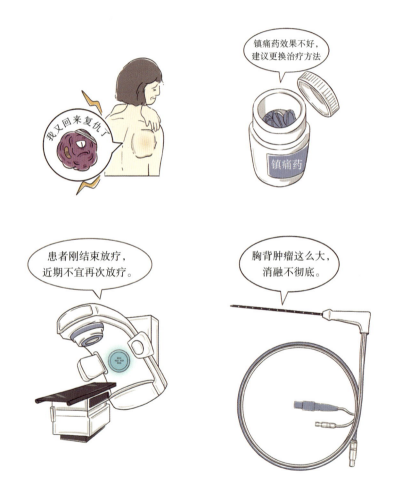

　　HIFU 治疗室里，李女士躺在治疗床上，心中忐忑不安。她觉得自己真是倒霉透了，刚刚经历了外科手术和放化疗，基本把能用的治疗手段都用了，但是现在又复发了。医生走进治疗室，看到李女士紧张的神情，轻轻地笑了笑说："别担心，HIFU 治疗是一种非侵入性的治疗方法，对身体几乎没有副作用。它会利用高强度的超声波聚焦在肿瘤组织上，产生热效应，从而破坏肿瘤细胞。"李女士听了医生的解释，心中的焦虑稍微减轻了一些。她紧紧地闭上眼睛，等待着治疗的开始。治疗过程中，医生时刻关注着李女士的情况，以及她的情绪和感受。他不断地和李女士交流，让她感受到温暖和关爱。

　　经过 4 次 HIFU 治疗，李女士已经明显感觉到右侧胸背的胀痛减轻许多。治疗结束后，李女士坐在治疗室的长椅上，看着窗外阳光洒进房间，心中充满了感激和希望。她紧紧地握住医生的手，泪水在眼眶中打转，说："谢谢您，是您给了我第

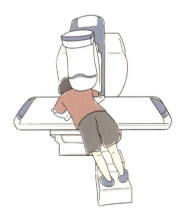

李女士进行 HIFU 治疗

二次生命。"医生微笑着拍了拍李女士的肩膀说："这都是我应该做的，你也要坚强，相信自己，相信医学，我们一定能战胜病魔。"

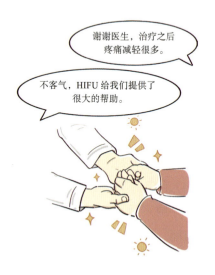

HIFU 治疗在乳腺癌和癌性疼痛的治疗中发挥着重要的作用。它不仅能够减轻患者的疼痛，提高生活质量，还能够延长生存期，给患者带来新的希望。

科普小博士

1. 恶性肿瘤导致疼痛可选择什么治疗手段？

可以选择镇痛药、神经阻滞药、物理治疗（手术、放疗、介入）等方式。

2. 为什么做了外科手术、放化疗之后，乳腺癌还会复发？

乳腺癌是一种全身性疾病，传统治疗难以杀灭细胞层面的肿瘤，所以后续仍有复发的风险。

3. HIFU 治疗癌性疼痛有哪些优势？

对于该患者（乳腺癌胸背转移伴局部胀痛），HIFU 治疗仅 4 次，治疗时长未超过 3 小时，胀痛就明显缓解，体现了 HIFU 治疗癌性疼痛无创、精准、起效快等优势。

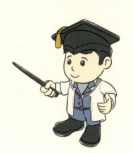

第 11 章

软组织肿瘤与 HIFU

软组织肉瘤是一类起源于骨骼、肌肉、脂肪、血管和其他结缔组织的恶性肿瘤，种类繁多，发病机制复杂，预后差异显著。尽管软组织肉瘤在所有恶性肿瘤中占比较低，但其侵袭性强，治疗难度大，给患者带来极大困扰。在软组织肉瘤中，骨肉瘤和韧带样纤维瘤复发是两种较为典型的类型。

软组织肉瘤的发病率因种类而异，每年在全球范围内新发病例数为 5%～10%。根据起源组织和病理特点，软组织肉瘤可分为几十种亚型，包括骨肉瘤、脂肪肉瘤、滑膜肉瘤、纤维肉瘤和韧带样纤维瘤等。骨肉瘤主要发生在儿童和青少年，通常发生在长骨的干骺端；韧带样纤维瘤则是一种罕见但极具侵袭性的软组织肿瘤，易复发且难以根治。

传统的治疗手段包括手术切除、放疗和化疗等，但这些方法往往带来较大的创伤和不良反应，且复发率高。近年来，分子靶向治疗和免疫治疗逐渐应用于软组织肉瘤的治疗中，但疗效仍不尽如人意。因此，寻找新的、安全有效的治疗手段成为当前研究的热点。

HIFU 作为一种新兴的无创治疗手段，正在软组织肉瘤的治疗中展现出巨大的潜力。HIFU 通过高频超声波在肿瘤组织内聚焦产生高温，从而实现对肿瘤细胞的精准消融。相比传统的治疗方法，HIFU 具有无创、安全、精确度高的优势，且对周围正常组织损伤较小，显著提高了患者的生活质量。

通过骨肉瘤、韧带样纤维瘤复发病例的详细介绍，我们将展示 HIFU 技术在软组织肉瘤治疗中的广泛应用前景，为软组织肉瘤患者提供新的希望。未来，随着技术的不断进步和临床经验的积累，HIFU 有望在软组织肉瘤治疗中发挥更加重要的作用。

警惕孩子身边的恶魔：骨肉瘤

阳光透过窗帘的缝隙，洒在 13 岁小杰的小腿上，那里有一个不断增大的暗红色肿块。初春的微风带来了花香，但家中的气氛却异常沉重。小杰的父母，李先生和王女士面色凝重地坐在沙发上，眼睛里满是担忧。

疾病的突袭

小杰的不适从 1 周前开始。最初，他和父母都以为只是普通的肌肉拉伤，毕竟他总喜欢在学校和朋友们玩闹。然而，当肿块开始变大，并伴有疼痛时，他们意识到情况可能比预想的要严重。尝试了几种传统中药治疗后，并无效果，王女士终于说服李先生带小杰去医院。在一系列检查后，诊断结果如晴天霹雳——左侧胫骨上段骨肉瘤。小杰的化疗和手术让整个家庭陷入了忧虑和疲惫之中。手术虽然初步成功，但复查的结果却显示肿瘤在残端复发，小杰的病情并未得到根治。化疗带来的不良反应也让小杰不适，看着儿子的变化，王女士心如刀割。

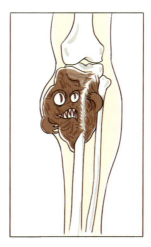

左侧胫骨上段骨肉瘤

选择 HIFU 治疗

一次偶然的机会，小杰的主治医生——赵医生提到了一种新兴的治疗方法——HIFU。赵医生详细地介绍了 HIFU 的优势："与传统治疗相比，HIFU 无须开刀，几乎无痛，对孩子的机体负担极小。最重要的是，它能改变肿瘤周围的微环境，帮助药物更有效地进入肿瘤细胞，诱导肿瘤细胞死亡。"王女士握着赵医生的手，眼中含着泪水："只要有一线希望，我们都想试试。"治疗当天，小杰躺在 HIFU 治疗室的专用床上，显得有些紧张。医生温柔地调整了仪器，确保准确定位到治疗部位。"小杰，我们现在只需要保持这个部位不动，"医生指着小杰的腿说道，"其他地方是可以动的。"看到小杰依旧紧握的双手，为了帮助他分散注意力，医生允许小杰边玩游戏边接受治疗。很快，小杰完全沉浸在游戏的世界中，游戏声伴着 HIFU 设备启动的嗡嗡声，氛围一片轻松。赵医生在控制台前仔细监控着治疗的进程，调整超声波的强度和位置。"小杰，你感觉怎么样？"赵医生边调整参数边关心地问。"我没事，医生。几乎感觉不到什么，就像躺在家里的床上一样。"

小杰边说边微笑着。王女士在一旁看着儿子治疗时轻松的状态，她对着医生点点头，眼里满是感激。治疗第三天，超声显示肿瘤区域出现明显"蜂窝样"改变，这预示 HIFU 有着良好的疗效。赵医生看着超声屏幕上的结果，转向王女士说："治疗非常成功，我们期待更好的恢复，1 个月之后记得回来复查。"闻言，王女士紧握着小杰的手，眼中泪光闪烁。

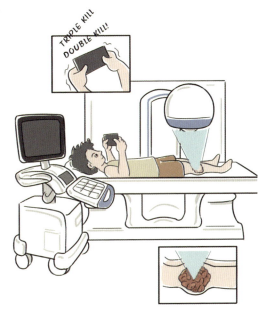

小杰进行 HIFU 治疗

疗愈新篇章

1 个月后复查结果显示，肿瘤内部完全坏死，体积也明显缩小，小杰的疼痛也大大缓解。在回家的路上，小杰轻松地说："妈妈，我觉得我很快就能回学校啦。"

小杰的故事是科技进步带来希望的一个缩影。HIFU 作为一种创新的治疗方法，在骨肉瘤治疗领域展现了巨大潜力。随着更多研究和应用，未来，这项技术有望帮助更多像小杰这样的患者，让他们摆脱疾病困扰，重获新生。

科普小博士

1. 术后应该注意什么？

术后要注意局部皮肤情况，会不会有损伤或烫伤等。1个月后要定期复查；多吃高蛋白、高营养的食物，有助于身体恢复。

2. 可以用中药治疗吗？

不建议。中药可以帮助增强免疫力，改善脾胃，但不推荐用来治疗恶性肿瘤。任何中药疗法都要在医生指导下进行，不能代替标准的肿瘤治疗。

3. 局部可以做理疗吗？

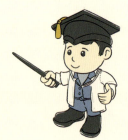

可以。理疗对术后恢复有一定的帮助，但必须小心使用。理疗前要咨询医生，确保不会引起二次伤害。

罕见肿瘤不再"难治"

突如其来的变化

在一个宁静的郊区住宅中，39岁的周先生正坐在餐桌旁沉思。他发现自己的大便中带有血迹。周先生回忆了前几天的饮食，确定没有食用任何像红心火龙果这样的食物，最初他并未过于担心，认为可能只是一时的小问题。但随着血便持续数天，他开始感到不安，并决定前往医院检查。

医院的发现

在医院，经过一系列的体检和详细检查后，医生发现周先生的体重明显下降，这引起了医生的警觉。周先生也深深地自责，平时由于工作忙，都没有好好留意自己的健康问题。更让人担忧的是，肠镜检查显示他患有家族性结肠息肉。随后在医生的建议下，他进行了全结肠切除术，术中同时发现回盲部肿物，术后病理提示是韧带样纤维瘤。

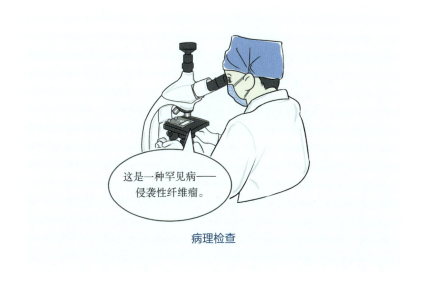

病理检查

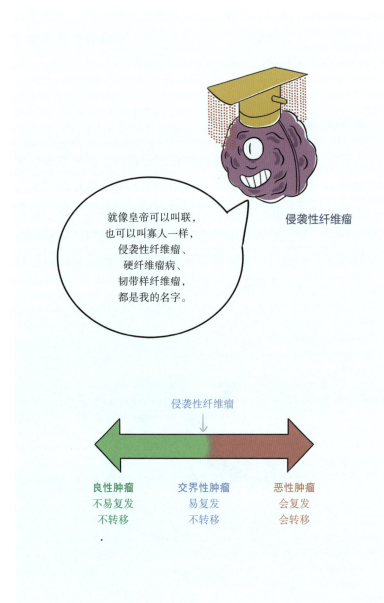

侵袭性纤维瘤

就像皇帝可以叫朕，
也可以叫寡人一样，
侵袭性纤维瘤、
硬纤维瘤病、
韧带样纤维瘤，
都是我的名字。

侵袭性纤维瘤

良性肿瘤
不易复发
不转移

交界性肿瘤
易复发
不转移

恶性肿瘤
会复发
会转移

　　周先生和妻子在医生的办公室里，脸上带着担忧的神色，仔细聆听医生关于病理报告的解释。周先生开口问道："医生，这种肿瘤是怎么形成的？虽然现在已经切除，但我很担心它会不会再次出现。"医生微笑着点了点头，示意周先生不需要太过担心，然后开始解释："周先生，你的情况比较特殊。这种肿瘤叫作韧带样纤维瘤，它属于罕见肿瘤，通常是由于遗传因素或某些未知的环境因素导致细胞生长失控。由于它的位置和生长方式，确实给治疗带来了一些挑战。"周先生点了点头。医生继续解释："至于复发的问题，我们确实不能完全排除这种可能性。虽然我们已经尽可能彻底地切除了肿瘤，但考虑它的性质和你的家族病史，我们建议你进行定期复查。这样我们可以及时发现并处理任何可能的复发或新的病情变化。"周先生听后稍感安心，但还是有些不安："那么，有没有什么方法可以减少复发的风险呢？"医生认真地答道："保持健康的生活方式是非常重要的，比如，规律的饮食、适度的运动、避免过度的压力。更重要的是，按时来医院做复查。"

治疗的交叉路口

　　1 年后，周先生感到右侧下腹部有肿胀感，再次前往医院检查，结果提示肿瘤复发了。考虑韧带样纤维瘤通常原位复发，极少发生转移，于是再次进行手术。然而术中因为肿瘤和肠道粘连严重，无法彻底切除肿瘤。周先生和妻子都很焦虑，害怕肿瘤越长越大。医生表示目前并没有非常有效的化疗或靶向药物针对这个罕见病，就让周先生定期复查，监测肿瘤的情况。然而，再过 1 年后，右侧腹壁下的肿物突然向外膨胀性生长了，越长越大，就像肚皮下揣着一个"冷掉的馒头"，站着摸得到，躺下看得着，已经严重影响周先生的工作和生活。面对肿瘤的复发和治疗的困境，周先生和他的妻子感到非常焦虑和无助。这时，他的主治医生组织了一个多学科会诊，以探讨可能的治疗方案。

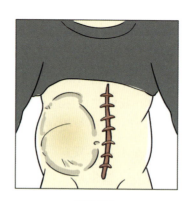

腹壁肿物

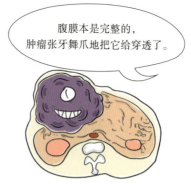

腹壁 + 腹腔内占位

HIFU 的希望

在会诊中，医生们讨论了多种治疗方案的利弊。外科主任觉得病灶范围大，且粘连很严重，没有办法进行根治性手术。内科主任认为这是罕见病，目前没有明确有效的化疗及靶向药物。介入科主任认为病灶不一定有明确的供血动脉，因此栓塞效果不佳。消融科主任说这个地方形状不规则，病灶范围较大，也不适合消融。放射科主任说粒子植入可以尝试，但预计需要粒子数量较多，辐射较大，患者自己想了想还是算了。最终，张主任提出了 HIFU，这种治疗方法无辐射、无痛、无创、可直接聚焦并破坏肿瘤细胞。周先生和他的妻子在了解 HIFU 的优势后，决定尝试这种新技术。

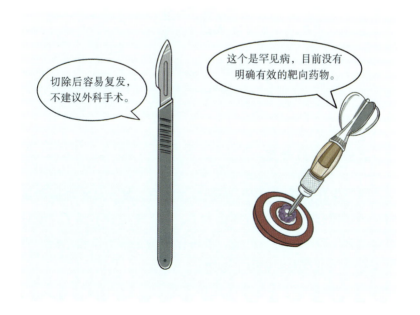

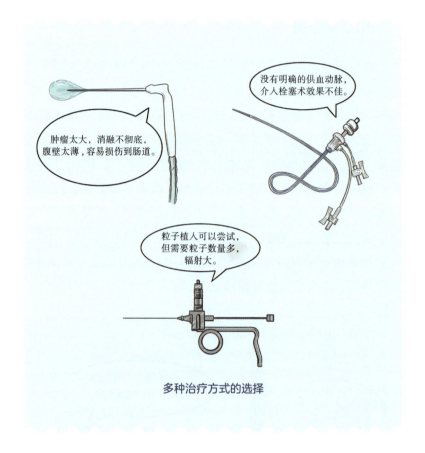

多种治疗方式的选择

战胜疾病的希望

周先生在接受了 HIFU 周期性治疗后，复查显示肿瘤明显缩小了，摸起来感觉没有那么大了，躺下来也看不到了，他只要定期到医院"敲打"肿瘤，就可以维持正常工作和生活。周先生和妻子也对未来充满了希望。

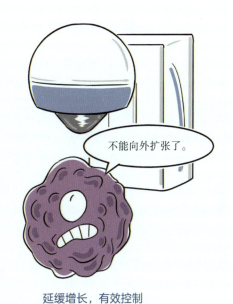

延缓增长，有效控制

　　周先生的经历是现代医学创新和适应能力的一个生动例子。这一经历不仅改善了他的生活质量，也为类似情况的患者提供了希望。随着医学技术的进步，未来将有更多像 HIFU 这样的治疗方法被开发出来，帮助更多的患者战胜疾病，享受更好的生活。

科普小博士

1. 针对一些难治性的软组织肿瘤，HIFU 有效吗？

由于部分肿瘤罕见，关于它的治疗方法还有待探索。当没有外科手术机会，也没有相关有效的药物治疗时，HIFU 不失为一种可行的尝试。HIFU 是一种绿色、无创的治疗手段，对于一些罕见的肿瘤是有效的。

2. HIFU 对于浅表巨大的软组织肿瘤有什么优势？

HIFU 是一种有效的肿瘤局部治疗技术，可以控制肿瘤进展，缓解局部疼痛症状，可以保持局部皮肤完整性。

3. 对于这种浅表巨大的软组织肿瘤，除了 HIFU 治疗还有什么治疗方法？

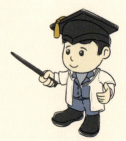

一般可以配合抗血管生成类药物、非甾体抗炎药等联合治疗。

第 12 章

无创消融新突破：Histotripsy 技术引领肝癌治疗新潮流

　　香港大学李嘉诚医学院（港大医学院）宣布，接受李嘉诚基金会捐赠了一台突破性肝癌治疗设备——超声波组织碎化技术（Histotripsy）医疗仪器。该设备目前仅在美国销售，此次捐赠使香港成为亚洲首个引入该技术进行临床试点的地区。这一消息引起了医学界的广泛关注和讨论。研究表明，Histotripsy 不需要开刀、无辐射，且提供无痛、无疤、无出血的治疗体验，同时避免了感染和癌细胞转移的风险。相比传统的消融、放疗或手术，这项技术能够更精准、更有效地治疗肝癌。然而，经过深入了解这项技术及其研究结果后发现，仍存在一些不足和局限性。因此，我们应以理性、科学的态度看待这项新技术，避免盲目追从。下面我们将从定义、机制、研究现状等方面来介绍这项技术。

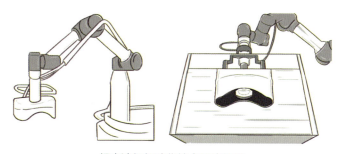

超声波组织碎化技术医疗仪器

Histotripsy的定义

　　"Histotripsy" 一词于 2004 年在密歇根大学创造。在希腊语中，"Histo" 的意思是"软组织"，而"tripsy" 指的是分解，因此，Histotripsy 技术又称为"组织碎裂术"或"组织摧毁术"。

组织摧毁术是一种基于超声的非热损伤、非电离辐射、非入侵式的聚焦超声技术，其使用低占空比（1%～4%）、短超声爆发（微秒长度）来最大限度地减少加热，并利用脉冲超声的高峰值负压（>10MPa）在靶区产生空化泡，将靶区组织粉碎液化至亚细胞结构，从而摧毁目标组织，以达到治疗目的。

　　在过去的二十多年里，组织碎化术领域取得了显著的进步和扩展，涵盖了多种技术。这些技术虽然在细节上有所不同，但都具有相同的目标：实现组织的液化效果。所有方法都使用非常短的 HIFU 脉冲（微秒到毫秒级），并且采用低占空比（通常低于 2%～3%）来避免热量积累和热损伤。不同技术之间的主要区别体现在气泡成核和动力学方面（表 3）。这些差异涉及脉冲持续时间、声压水平、波形的非线性畸变程度，以及传感器设计和驱动电子设备的特定配置。这些因素共同决定了技术在不同条件下实现特定组织碎裂的能力，推动了该领域的持续发展。

表 3　不同组织碎化术的区别

类　别	固有阈值组织碎化	冲击散射组织碎化	混合型组织碎化	沸腾型组织碎化
报告年份	2014 年	2004 年	2016 年	2009 年
脉冲持续时间	1～2μs	5～25μs	100～800μs	1～30ms
峰值负聚焦压力	>27MPa	15～25MPa	约 18MPa	10～18MPa
冲击幅度	无	>100MPa	80～100MPa	>70MPa
HIFU 换能器 F 值	0.5～0.7	0.7～1	0.7～0.8	0.8～1.5

组织粉碎技术和相关的代表性声学参数。年份是指每种技术首次在文献中报道的时间，但尚未确定为目前已知的方式。HIFU 换能器 F 值是其曲率半径（焦距）与孔径直径的比值。前两种类型通常在低于 1MHz 的频率下使用，后两种类型在高于 1MHz 的频率下使用。

Histotripsy的作用机制

Histotripsy 的关键机制是通过可控的声空化作用导致组织的分解。纳米级气穴作为空化核，当超声脉冲产生足够的负压（26～30MPa）时，气穴在组织中迅速膨胀并坍缩。每个超声脉冲的持续时间通常不超过 10 个声学周期，空化气泡云会在组织间隙内产生，气泡从 2～5nm 迅速扩展到 100nm 以上，随后高能坍缩。这一过程对周围细胞产生高应力和应变，导致精确的机械性破坏。多个脉冲叠加才能完全破坏靶细胞，逐步完成组织消融。

组织碎裂术消融系统通过超声波换能器将能量传递至靶组织。驱动系统控制换能器的频率和功率，实时调整超声波能量以达到精确的治疗效果。基于空化现象的组织粉碎技术分为以下两大类。

1. 空化云型组织碎化术（CH）

使用常规微秒级超声波（峰值负压 0.5～200MPa），占空比＜1%。通过超声波膨胀和坍缩形成空化泡，并产生冲击波破坏组织。脉冲时间、强度及空化泡的动力学对组织破坏效果至关重要。

2. 沸腾型组织碎化术（BH）

峰值负压 10~20MPa，占空比<2%。通过长时间的超声波使组织形成气泡流，沸腾气泡在组织中积聚并破裂，从而进一步破坏组织。BH 在处理高强度组织破坏时表现出较高的控制力和效率。

用于组织碎化术的代表性焦点压力波形。脉冲最初是正弦脉冲，但在焦点处，它被非线性传播和衍射效应的组合扭曲，从而产生具有较高峰值正压（p+）、较低振幅峰值负压（p-）的不对称波形，以及如插图所示，在负相和随后的正相位之间形成的高振幅冲击。两种组织学形式的脉冲周期计时方案。蓝色序列显示空化云以 100~1000Hz 施加微秒长脉冲的组织学方案。红色序列表示沸腾组织学方案，采用 0.5~1Hz 速率的毫秒长脉冲。

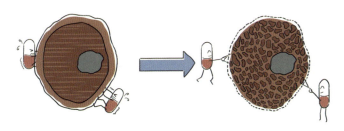

HIFU 治疗的空化效应

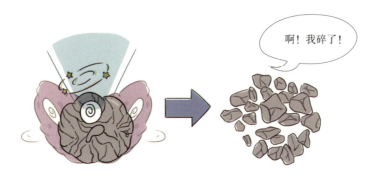

HIFU 治疗的机械效应
超声波作用使细胞高速振动

Histotripsy的治疗现状

Histotripsy 技术已经运用于各种治疗。①肿瘤疾病：Histotripsy 已在多种良恶性肿瘤中开展临床研究，如肝癌、肾癌、胰腺癌、骨肉瘤和前列腺癌。临床前研究表明该技术能够有效粉碎肿瘤组织，动物实验和早期临床试验显示其具有较好的安全性和潜在的免疫效应。②非肿瘤性疾病：Histotripsy 也应用于非肿瘤疾病的研究，包括前列腺增生、血栓和心血管疾病的治疗。研究表明，该技术可以在不使用溶栓剂的情况下局部粉碎血栓，减少全身出血风险，并通过机械振动软化钙化瓣膜，改善主动脉瓣狭窄。③免疫效应：研究表明，Histotripsy 不仅可以机械粉碎肿瘤细胞，还能刺激免疫系统，产生局部和全身免疫反应，增强抗肿瘤免疫能力。

Histotripsy与HIFU的对比

与热 HIFU 相比，热 HIFU 使用中等高强度和高占空比（超声导通时间 / 总治疗时间≥10%）的连续或长时间超声爆发来加热组织，Histotripsy 使用低占空比≤1% 的短超声爆发（微秒长度）来最大限度地减少加热，并使用更高的峰值压力幅度从组织中的内源性气体产生声空化（表 4）。

表 4　Histotripsy 与 HIFU 的对比

类　　别	Histotripsy	HIFU
原理	利用高强度聚焦超声产生的空化效应来机械性破坏组织	通过将体外低能量超声聚焦于体内靶区，产生热效应、空化效应和机械效应等，使用超声局部温度瞬间升高，发生凝固性坏死
作用方式	主要以机械破坏为主	热效应相对更为突出，也有一定空化和机械效应
适用范围	部分特定疾病的治疗研究	可用于多种实体肿瘤的治疗，部分非肿瘤性疾病等的治疗
安全性	相对较高，对周围组织损伤较小	有一定风险，如对周围正常组织可能产生热损伤
发展阶段	仍处于研究和发展阶段	相对较为成熟，已有临床广泛应用
工作频率	通常在几十千赫兹到几百千赫兹之间	一般在几百千赫兹到几兆赫兹之间

（续表）

类　别	Histotripsy	HIFU
负波峰压力	可高达数十兆帕至百兆帕，与正波峰压力相互配合产生强烈空化效应	负波峰压力相对较小
能量聚焦精度	通常较高，能够精准破坏特定区域组织	通常较高，主要受操作影响
治疗时间	可能因具体情况有所不同，但相对较短	治疗时间根据病情和设备有所差异，可能相对较长
对组织穿透深度	一般较深，可达到厘米级	穿透深度因设备和参数不同有所变化，一般也可到达一定深度
温度变化	组织温度变化相对较小	会使局部组织温度瞬间升高
对血管的影响	对周围血管影响相对较小	可能对周围血管产生一定热效应影响
设备成本	目前处于研究阶段，设备成本较高	随着应用广泛，设备成本相对较为多样化
临床应用	主要是肝癌	肝癌、胰腺癌、乳腺癌、前列腺增生，以及妇科良性肿瘤等

　　Histotripsy 通过其独特的无创、无热机制，为临床治疗提供了另一种选择，特别是在要求高精准度和低副作用的肿瘤治疗领域。然而，仍需更多的临床研究和长期随访来全面评估其疗效与安全性。

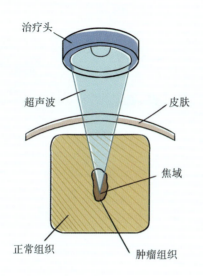

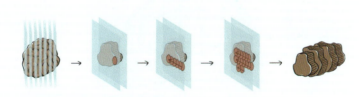

监控超声采集肿瘤图像
进行三维重建
分层扫描层面 → 由点到线，由线到面
依次治疗扫描层 → 从第一层到最后一层
直到整个肿瘤死亡

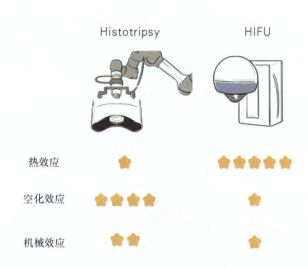

	Histotripsy	HIFU
热效应	★	★★★★★
空化效应	★★★★	★
机械效应	★★	★

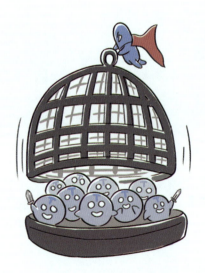

HIFU 促进化疗和免疫治疗

HOPE4LIVER解读

目前，Histotripsy 技术在疾病治疗领域取得了重要进展，其中"HOPE4LIVER"是针对肝脏原发性及转移性肿瘤的一项单臂试验，旨在评估 Histotripsy 的疗效和安全性（表 5，图 1）。试验结果表明，在 44 名患者中共治疗了 49 个肿瘤，其中 41% 为肝细胞癌，59% 为非肝细胞癌的肝转移。治疗前肿瘤的平均直径为 1.5cm，治疗后粉碎区的平均直径达到 3.6cm。技术成功率达到了 95%（42/44），并发症发生率为 7%（3/44），低于预期目标的 25%。成功治疗的 42 个肿瘤显示治疗区域完全覆盖，而未达成功的 2 个肿瘤因靶向偏差导致覆盖不足。在 30 天的随访中，83% 的肿瘤未出现明显残留。

表 5　目标肿瘤特征和组织碎化治疗

变　量	肿瘤的评估		
	美国 （$n = 23$）	欧盟和英国 （$n = 21$）	合计 （$n = 44$）
肿瘤位置段			
2	1（4%）	5（24%）	6（14%）
3	12（52%）	12（57%）	24（54%）
4a	0	1（5%）	1（2%）
4b	（26%）	1（5%）	7（16%）
5	2（9%）	1（5%）	3（7%）
6	2（9%）	1（5%）	3（7%）

（续表）

变　量	肿瘤的评估		
	美国 （*n* = 23）	欧盟和英国 （*n* = 21）	合计 （*n* = 44）
7	0	0	0
8	0	0	0
治疗前肿瘤最长径（cm）	1.5±0.6	1.4 ±0.5	1.5±0.6
治疗前肿瘤体积（cm³）	1.8±2.0	1.3±2.0	1.6±2.0
Histotripsy 治疗区最长径	3.7±1.7	3.4±1.2	3.6±1.4
Histotripsy 治疗区体积	19.1±19.7	15.7±14.8	17.5±17.4
Histotripsy 治疗区大于肿瘤区的比例	22（96%）	21（100%）	43（98%）
肿瘤完全覆盖率	21（91%）	21（100%）	42（95%）

　　值得一提的是，该研究在一定程度上肯定了 Histotripsy 技术在肝癌治疗中的作用，研究中病灶大小为 1.5cm 左右，对此类小病灶、射频消融、HIFU 等其他治疗方法也能取得较好疗效且不良反应更少，选择的病例过于单一，限制了对技术全面价值的评估。因此，需理性评估 Histotripsy 技术，谨防延误患者治疗。

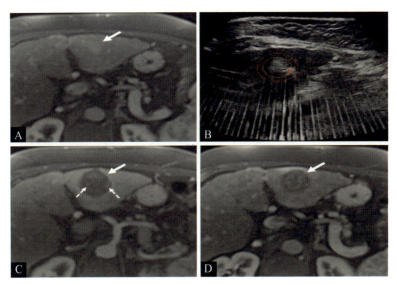

图 1　受试者左肝 Ⅲ 段的 2.3cm 肝细胞癌

A. 术前的增强 MRI（晚期动脉期）显示了强化的肿瘤病灶（箭）。B. 术中超声显示了明确的治疗体积；橙色圆圈标出了回声增强的目标肿瘤，红色圆圈标出了计划的治疗边界。红色十字线处可见超声波聚焦点的回声气泡云，提示治疗效应所在。C. 术后 36 小时内获得的增强 MRI（晚期动脉期）显示无强化的治疗区域（白箭），请注意仍保持通畅的血管（虚白箭）。D. 术后 30 天的增强 MRI（晚期动脉期）显示治疗区部分缩小（白箭）

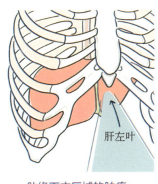

肋缘下方区域的肿瘤

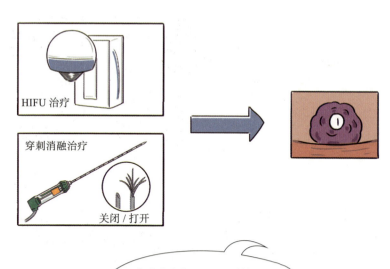

如此小病灶，HIFU、射频、冷冻、微波消融都能胜任且临床应用时间长。

后　记

我们终于完成了这部《HIFU那些事儿》。这本书不仅是对高强度聚焦超声（HIFU）技术在实体肿瘤中应用的介绍，更是对医学创新、科技进步与人文关怀的深入探讨。

在撰写过程中，我们对 HIFU 技术的原理、发展历程、临床应用及未来趋势有了进一步的了解和体会。从最初的理论研究到如今的广泛临床应用，HIFU 技术以其非侵入性、精确度高、治疗效果显著等优势，逐渐得到临床工作者的认可。这本书旨在以通俗易懂的语言结合生动形象的漫画将 HIFU 在实体肿瘤中的治疗价值呈现给读者，让更多人了解并受益于这一先进的医疗技术。

回顾书中的内容，我们不禁为 HIFU 技术的神奇效果所折服。它不仅能够在不损伤正常组织的前提下，将超声波能量聚焦于病变组织，产生高温效应，从而杀死肿瘤细胞或破坏病变组织，减轻患者的痛苦，还大大缩短了患者恢复时间，为许多疾病的治疗提供了新的技术与可能。

在探索 HIFU 技术的过程中，我们也深刻感受到了医学的复杂性和挑战性。每一个成功治疗病例背后，都凝聚着医生们的智慧、勇气与汗水。同时，我们也看到了医学与科技的紧密结合，正是这种结合使医疗技术不断进步，不断为人类健康事业做出新的更大的贡献。

对于读者来说，我们希望这本书能够成为大家了解 HIFU 技术的窗口，激发大家对医学知识的兴趣和热情。同时，我们也希望大家能够在阅读这本书的过程中，更加关注自己的健康问题，提高对疾病的防范意识。

在此，我们要特别感谢那些为 HIFU 技术发展付出努力和贡献的科技研究者和医学工作者们。正是你们的辛勤工作和不断创新，才使 HIFU 技术得以不断发展和完善。同时，我们也要感谢读者朋友们对这本书的关注和支持，你们的反馈和建议是我们不断前进的动力。

展望未来，我们坚信 HIFU 技术会在医学领域发挥更加重要的作用。随着技术的不断进步和临床应用的不断拓展，我们有理由相信，HIFU 技术将为更多患者带来福音，为人类的健康事业做出更大的贡献。让我们携手共进，为医学与科技的融合发展贡献更多的智慧和力量。

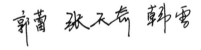